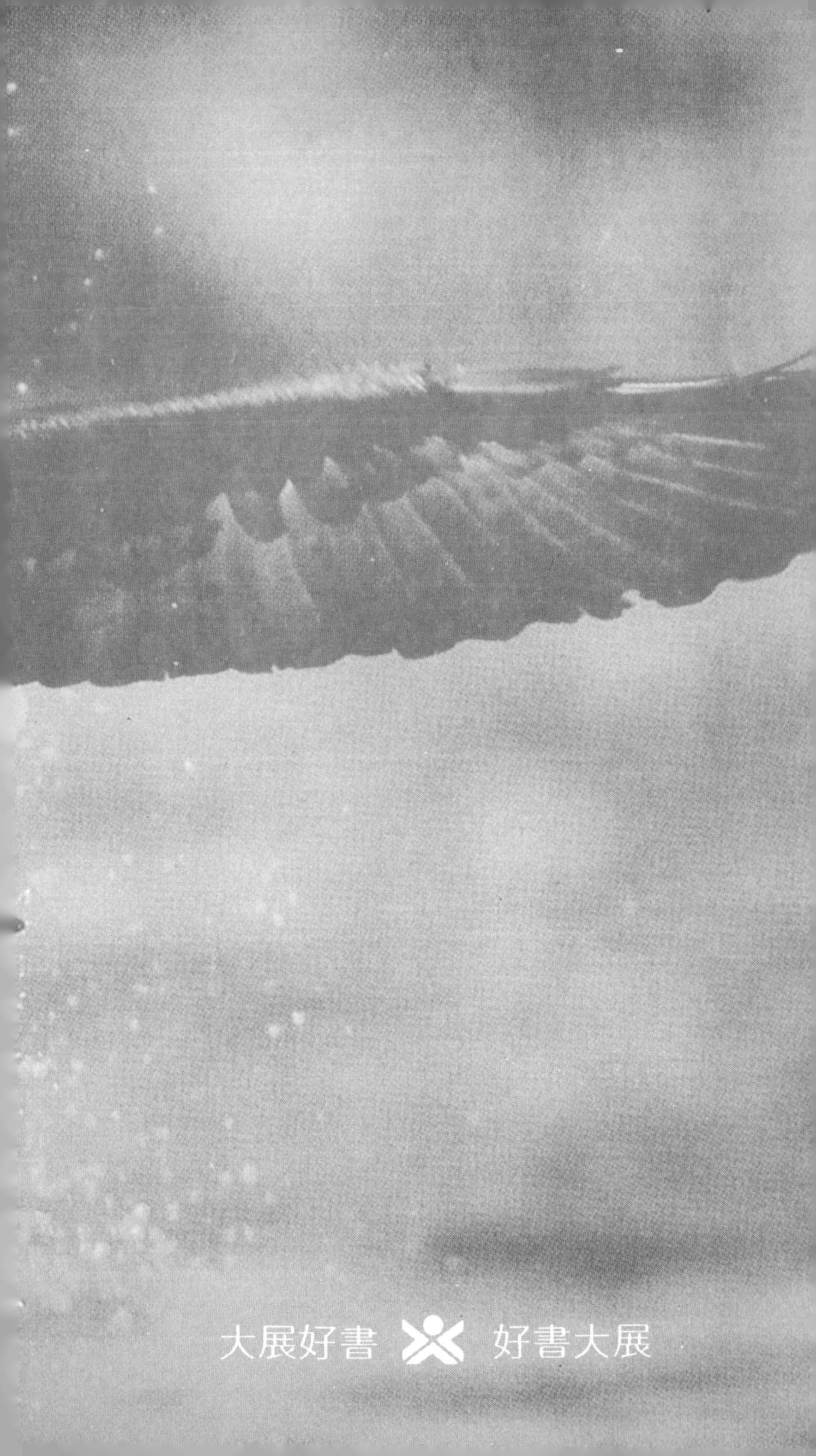
大展好書 好書大展

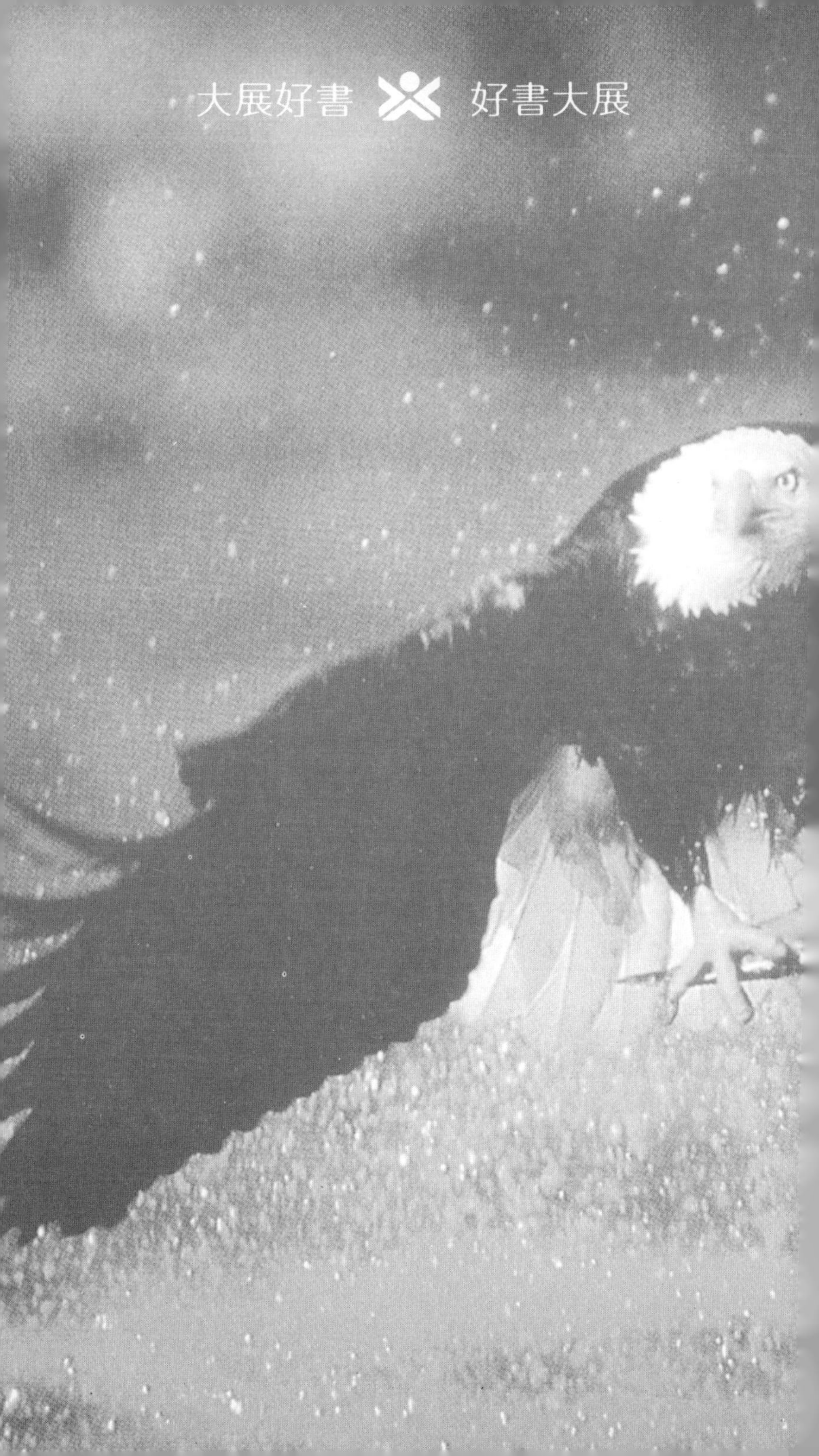
大展好書
好書大展

認識中藥

松下一成／著
早川明夫
沈永嘉／譯

74

健康天地

作者介紹　松下一成

一九四三年生於兵庫縣，為元大手製藥公司研究員。一九八八年組成「市民醫療網」。與藥品受被害者著手推進反藥害運動。專攻：臨床藥理、醫療情報處理。著書：『我們如此治好特異病症』、『告訴你危險的藥之分辨辦法』、『小孩的藥』、『愛滋病瘡癤』

早川明夫

一九五八年生於鹿兒島縣。近畿大學藥學系畢業。藥劑師。曾經歷食品公司。目前於經營中藥進口業的福田龍株式公司，從事於學術、商品開發。負責情報雜誌：『龍資訊』、『漢方』的編輯、發行。

序言

到目前為止，中藥的醫療效果並未像西藥一般，經過嚴格的科學佐證，而單憑中國三千年的悠久歷史、老祖宗的經驗傳授，只要說有效就有人嘗試。特別就中藥在日本的現況而言，支持中藥發展的環境，（例如中藥知識的普遍化……等）並不如理想，而只是單純地推銷藥劑而已，甚至未經醫師指示的祕方還橫行一時。另一方面，近二十年來中藥浸膏劑適用於健康保險後，問題累積不斷，而只依靠健保分數制度的隨便處方繼續被人們所使用著。

正因為如此，我認為中藥在治療病症所扮演的角色須重新的加以評估才行。

至於一般中藥的消費者所迫切需要的，正是包含使用方法和治療效果在內的「中藥科學知識」，可是當我在坊間堆積如山的書堆裡尋找關於中藥「科學的知識」時，卻只找到說明生藥效能的書。因此，當中藥效果不被認同肯定時，該如何反省的補救之道，尚付之闕如，儘管患者對於諸多處方過的中藥，也覺得的確不太有效。

本書是以一九九一年後有中藥的研究報告為基礎所寫成，目的在使更多讀者認識中藥的整體概況與真相，以便促進中藥有更好的療效。在書中更特別提到關於中藥沒有副作用的說法，經過證實，此一說法是錯誤的。另一重點則在探討關於中藥的衆多細節及爭論點。

但願本書能提供今後想服用中藥的人，或是以前服用過中藥但效果不彰的人，一個最佳的參考。

目錄

第三章　中藥無效

第六章　令人不安的中藥

第七章　中藥和民間藥的不同

第八章 變遷中的中藥

第九章 有效的中藥，查證你所使用的中藥

第十章　如何使用中藥

本書所列中藥藥名

漢方藥名	處方生藥名
安中散	桂枝、牡蠣、延胡索、小茴香、甘草、縮砂、良薑
茵蔯蒿湯	茵蔯蒿、大黃、梔子
溫經湯	半夏、麥門冬、當歸、川芎、芍藥、人參、桂枝、阿膠、牡丹皮、甘草、乾薑、吳茱萸
溫清飲	當歸、地黃、川芎、芍藥、黃芩、梔子、黃連、黃柏
越婢加朮湯	麻黃、石膏、生薑、大棗、甘草、朮
黃耆建中湯	芍藥、生薑、大棗、甘草、桂枝、黃耆
黃連湯	黃連、半夏、人參、桂枝、大棗、甘草、乾薑
黃連解毒湯	黃芩、黃連、黃柏、梔子
葛根湯	葛根、麻黃、芍藥、生薑、桂枝、大棗、甘草
葛根加朮附湯	葛根、麻黃、芍藥、生薑、桂枝、大棗、甘草、白朮、附子

葛根加苓朮附湯	葛根、麻黃、芍藥、生薑、桂枝、茯苓、大棗、甘草、白朮、附子
加味歸脾湯	黃耆、當歸、人參、朮、茯苓、酸棗仁、龍眼肉、甘草、乾薑、木香、遠志、大棗、柴胡、梔子
加味逍遙散	當歸、芍藥、白朮、茯苓、生薑、甘草、柴胡、牡丹皮、山梔子、乾薑、薄荷
九味檳榔湯	檳榔、厚朴、桂皮、橘皮、生薑、大黃、木香、甘草、蘇葉
桂枝加芍藥湯	桂枝、大棗、生薑、甘草、芍藥
桂枝芍藥知母湯	桂枝、知母、防風、生薑、甘草、麻黃、芍藥、朮、附子
桂枝茯苓丸	桂枝、茯苓、牡丹皮、桃仁、芍藥
桂枝加苓越朮附湯	桂枝、茯苓、牡丹皮、桃仁、芍藥、大棗、甘草、白朮、附子
桂枝加龍骨牡蠣湯	桂枝、芍藥、生薑、大棗、甘草、龍骨、牡蠣
紅參末	紅參
牛車腎氣丸	地黃、山茱萸、薯蕷、澤瀉、茯苓、牡丹皮、桂枝、附子、牛膝

	、車前子
五苓散	澤瀉、茯苓、豬苓、朮、桂枝
柴胡加龍骨牡蠣湯	柴胡、半夏、桂枝、茯苓、人參、大棗、龍骨、牡蠣、黃芩、乾薑、（大黃）
柴胡桂枝乾薑湯	柴胡、黃芩、桂枝、括蔞根、牡蠣、乾薑、甘草
柴胡桂枝湯	柴胡、半夏、桂枝、黃芩、人參、芍藥、生薑、大棗、甘草
柴苓湯	柴胡、半夏、澤瀉、黃芩、人參、生薑、大棗、甘草、豬苓、茯苓、朮、桂枝
三黃瀉心湯	大黃、黃芩、黃連
四逆散	柴胡、枳實、芍藥、甘草
七物降下湯	當歸、川芎、芍藥、地黃、黃耆、釣藤、黃柏
四物湯	當歸、川芎、芍藥、地黃
芍藥甘草湯	芍藥、甘草
十全大補湯	人參、當歸、川芎、芍藥、地黃、黃耆、桂枝、甘草、茯苓、朮

十味敗毒湯	柴胡、桔梗、防風、川芎、甘草、茯苓、荊芥、櫻皮、獨活、乾生薑
小建中湯	桂枝、生薑、大棗、芍藥、甘草、膠飴
小柴胡湯	柴胡、半夏、黃芩、人參、生薑、大棗、甘草
消風散	當歸、地黃、石膏、防風、蒼朮、牛蒡子、木通、蟬退、苦參、荊芥、知母、胡麻
真武湯	茯苓、生薑、朮、芍藥、附子
清上防風湯	黃芩、桔梗、防風、川芎、甘草、白芷、荊芥、連翹、薄荷、枳穀、梔子、黃連
大黃甘草湯	大黃、甘草
大柴胡湯	柴胡、半夏、生薑、黃芩、芍藥、大棗、枳實、大黃
大防風湯	當歸、芍藥、地黃、防風、杜仲、白朮、川芎、人參、羌活、牛膝、甘草、大棗、乾薑、附子、黃耆
治頭瘡一方	防風、川芎、甘草、蒼朮、荊芥、連翹、忍冬、紅花、大黃

鈎藤散	鈎藤鈎、陳皮、半夏、麥門冬、茯苓、人參、防風、菊花、甘草、乾薑、石膏
豬苓湯	豬苓、茯苓、滑石、澤瀉、阿膠
當歸四逆加吳茱萸生薑湯	當歸、桂枝、芍藥、木通、細辛、甘草、吳茱萸、大棗、生薑
當歸芍藥湯	當歸、川芎、芍藥、茯苓、朮、澤瀉
當歸湯	當歸、半夏、芍藥、厚朴、桂枝、人參、黃耆、甘草、乾薑、山椒
二朮湯	白朮、茯苓、陳皮、天南星、香附子、黃芩、威靈仙、羌活、半夏、蒼朮、甘草、乾生薑
人參湯	人參、甘草、朮、乾薑
人參養榮湯	人參、當歸、地黃、白朮、茯苓、桂枝、芍藥、陳皮、遠志、黃耆、五味子、甘草
排膿散及湯	桔梗、枳實、大棗、芍藥、生薑、甘草
八味地黃丸	乾地黃、山茱萸、山藥、澤瀉、茯苓、牡丹皮、桂枝、附子

半夏瀉心湯	半夏、黃芩、乾薑、人參、甘草、大棗、黃連
半夏厚朴湯	半夏、生薑、茯苓、厚朴、紫蘇葉
茯苓杏仁甘草湯	茯苓、杏仁、甘草
平胃散	朮、厚朴、陳皮、大棗、甘草、生薑
防已黃耆湯	防已、黃耆、白朮、大棗、生薑、甘草
防風通聖散	當歸、芍藥、川芎、梔子、薄荷、生薑、甘草、防風、荊芥、連翹、麻黃、大黃、芒硝、桔梗、黃芩、石膏、滑石
補中益氣湯	黃耆、人參、朮、當歸、陳皮、大棗、乾薑、甘草、柴胡、升麻
麻黃湯	麻黃、杏仁、桂枝、甘草
抑肝散	朮、茯苓、當歸、川芎、鈎藤鈎、柴胡、甘草
六君子湯	人參、朮、茯苓、半夏、陳皮、大棗、乾薑、甘草
龍膽瀉肝湯	當歸、地黃、黃芩、澤瀉、木通、甘草、山梔子、車前子、龍膽

第一章
對於中藥的一般疑問

不要一味地相信中藥好，請不要服用

Q 生藥、煎藥與浸膏劑有何不同？

所謂生藥是使用天然的植物或礦物，或是動物或昆蟲等的全部或一部分來作為藥劑。縱使外表相同的一味藥，隨著產地、品種、成長的速度不同，其有效成分的內容和含量也各不相同。此外，藥效也因貯藏方式而異。

所以，想要獲得或實際使用生藥時，必須具備專業的知識。至於煎藥則是混合幾種生藥煎製而成的。通常是煎一日分的藥量，分成幾次來服用。

浸膏劑是從煎藥中所提煉出來的有效成分，加上為了保持其穩定性的粉末（賦形藥）所製成的。失去水分的浸膏叫原膏。原膏的穩定性不好，即使風乾了，它依舊會吸取空氣中的水分，變成浸膏，所以浸膏劑中一定要加賦形藥方能維持其穩定性。

使用中藥時，人們常會先選用最普遍化的藥，並依個人的方便將一日分的藥量分成二、三次來服用。

還有人將生藥搗碎成粉末狀，這就是散劑。此外，也有將生藥搗碎成粉末，再加蜂蜜穩固而製成藥丸使用的。

例如：安中散、當歸芍藥散、香蘇散等是散劑，像八味丸、六味丸、桂枝茯苓丸等都是藥丸。

Q 上藥、中藥、下藥是指什麼？

依據中國最古老的醫藥學書「神農本草經」所記載，書中的三百六十五味藥共可分類為上藥、中藥、下藥三種。

像人參那樣，無毒、藥性緩慢，但經過長時間攝取可調養身體機能，達到延年益壽功效的屬於上藥。

中藥是指可強化體質的藥，一般認為只要藥量適當，每天服用也不會對身體造成不良影響。像麻黃、柴胡等都屬於中藥。

至於以治療為目的的藥是屬於下藥，例如附子、大黃等都屬下藥，因為它們毒性較強，所以不能長時間連續服用。

如果根據這樣的方式來分類，泰半的西藥應屬於下藥。而且西藥還將有效成分盡量地加以純化。根據臨床上的實驗，使用西藥的理論是同時吃了好幾種不同的藥，而各別的藥都會出現按理論上應有的藥效。

相反的，使用中藥卻是以多種藥味的複合效果為前提來開處方。由此可見，中藥的理論原本就是根據體驗，累積多種藥味的複合效果來達成治病的功效。

Q 在中醫學上常使用的「證」，是什麼意思？

在中醫學上，診斷什麼樣的處方對某一種患者有效的方法叫「證」，不必決定病名，而只根據患者的體能狀況、性別、年齡、病症的詳細情形加以分類來訂定「證」。根據所決定的「證」，來選擇適合的中藥處方。換句話說，患者的各種狀況合乎「證」時，就可以使用某一種處方，如果狀況與「證」不符合時，就不能使用某一處方。

要決定「證」時，必須靠以下的分類方法來識別。

陰陽　是根據患者對病症的抵抗力強或弱來分類的，例如：臉色蒼白、怕冷、神疲乏力的情況是「陰」。如果精力旺盛、怕熱多汗則屬於「陽」。

虛實　是根據人的體力狀況來判斷的。例如：皮下脂肪少，肌肉鬆弛，體格瘦弱，體力不佳的人是屬於「虛」的體質。若是體格結實，肌肉富有彈性，皮下脂肪豐厚，消化機能正常，體質強壯的人則屬於「實」。

氣血水　「氣」是指全身的循環系統、免疫系統、內分泌系統、精神狀態等的總稱。根據中醫理論，當一個人「氣」衰弱時，就會產生不安感及歇斯底里的症狀，而出現頭痛、目眩、心跳加快等毛病。「血」是指全身血液的流程。一旦血液停滯不順，就會產生口渴、下腹部膨脹及壓痛感。「水」是指全身水分及液體的總稱，一旦體內的水分不均衡時，不但會招致身體的浮腫，還會產生多汗、多尿、頭痛、耳鳴、關節痛等症狀。

Q 為什麼在中醫診斷上，同樣的病名，處方卻因人而異？

在西醫診斷上，通常以病名為開藥的依據。凡是感冒就開○○的藥，胃潰瘍就選用××的藥，只要是病名相同，不管年紀大小，都使用同樣處方的藥，但是，中醫卻是依據「證」來診斷病症，所以，縱使病名相同，體力良好與體力不佳的人，胖子與瘦子，他們所用的處方絕對不一樣。此外，年齡與症狀，在開處方時也會列入考慮。因為中醫的理論是要藉助藥物來恢復身體內原有維持健康的力量，以達到治療病症的效果。

在診斷上，中西的確大不相同。西醫通常以精密的儀器來檢測病況。另一方面，中醫卻是採用詢問病人、觀察患者的舌頭色澤等方式來診斷。就是所謂四診（望診、聞診、問診、切診）的中醫學診斷法。

換句話說，中醫不依據病名來決定處方，基本上是要配合每個人身體的狀況來選擇最適合的藥。所以當某甲發覺自己的病名與某乙相同，病症類似時，也不能未經醫師處方，就擅自吃某乙的藥，否則不但可能無效，還會導致不良的副作用。

Q 要服用多久的中藥，才會顯示出效果？

一般人容易誤以為中藥藥效遲緩，要經長時間服用才會出現效果，其實不然，例如：感冒的症狀，只要診斷時，「證」的吻合恰到好處，能夠對症下藥，通常數天就可以痊癒。

因為中藥中也有不少適用於急性病症的優良處方，所以使用時得好好請教醫師或藥劑師。

儘管如此，中藥被用來治療慢性病的機會還是比較多。通常慢性病的治療較費時，而且因為慢性病的症狀複雜，單純的處方較難生效，所以治療慢性病時，病人必須與醫師合作，有耐性地探求最適合自己症狀的處方，要有慢慢治療的耐心。無論如何，服用中藥，最慢在一、二個月內總會出現療效。不要輕易地忽視了這些症狀的變化，必須與醫師密切地聯絡、溝通。

萬一同一處方的藥，連續吃了好幾個月，病情都沒有好轉，就必須考慮換藥了。

Q 中藥真的沒有副作用嗎？

中藥裡本來並無副作用的觀念，一般是由於沒有對證下藥所致。但到了最近，中西藥合併使用，且編入西洋醫學當中來使用，與西藥的副作用便無太大區別了。

根據調查，漢藥偶爾會有些副作用，其中有的報告指出它具有六•九％高比例的副作用；另外，有高達五十九％的醫師發現中藥有副作用，且發作比率相當頻繁。

常被忽略的中藥副作用列舉如下，詳情請見第二章：

(1)肝病的副作用　「小柴胡湯」會導致肝病，「柴朴湯」、「柴胡桂枝湯」也有同樣的副作用。「改源」（是中藥內容成分的桂皮引起的）會導致過敏性肝炎。

⑵**膀胱炎**　「柴朴湯」「柴苓湯」「小柴胡湯」「柴胡桂枝湯」根據報告會導致頻尿、排尿痛、血尿、殘尿感等類似膀胱炎的症狀。

⑶**間質性肺炎**　「小柴胡湯」「柴朴湯」（所配合的黃芩）根據報告會引起間質性肺炎。「小柴胡湯」和干擾素假使合併使用，也容易引起間質性肺炎。

⑷**偽醛甾酮症**　甘草會引起偽醛甾酮症，使體內呈現低鉀狀態，並引起血壓上升。（含多量甘草的中藥有甘草湯、芍藥甘草湯、安中散、黃芩湯、黃蓮湯、葛根湯，加味消風散、治頭瘡一方、人參湯等）。

⑸**藥疹**　含有麻黃、當歸、乾薑、芍藥、甘草、大黃等中藥，根據報告會引起皮疹的副作用。

⑹**其他中藥的副作用**

地黃　（八味地黃丸或六味丸等）會引起下痢、腹痛、胃部不舒服感及食慾不振等胃腸障礙。

麻黃　會引起胃不舒服和食慾不振等胃腸障礙。

桂皮　會引起發疹或癢感。

人參　會引起高血壓或浮腫。

大黃　會引起發疹或胃腸障礙。

另外，有些藥草並不是純正的中藥，只不過被隨便地拿來當民間療法使用。萬一使用不當，也會產生嚴重的副作用，甚至引發死亡意外，所以必須有充分的了解才可使用。

Q　懷孕中可以服用中藥嗎？

在婦產科裡使用中藥的病例年年增加，至於懷孕中服用中藥，對於胎兒有何影響，至今詳情仍不明。尤其是有關中藥對胎兒毒性及變異原性等方面的科學查證工作落伍，僅有當歸芍藥散、小半夏加茯苓湯、葛根湯、小青龍湯等四例的數據資料而已。

其他像厚朴（柴朴湯、半夏厚朴湯等）五味子（小青龍湯、清肺湯等），半夏（柴朴湯、半夏厚朴湯、麥門冬湯、小青龍湯等），附子（八味地黃丸、麻黃附子細辛湯等）這幾味藥服用時須特別注意。此外，含大黃、芒硝等的瀉藥會引起子宮肌的緊張，導致骨盤內充血的不良副作用，服用時須特別小心。

最重要的是，有懷孕可能的女性，要避免亂服中藥，特別在胎兒器官形成期的懷孕六～十一週更要謹慎小心。

Q 中藥和西藥可不可以合併使用？

關於中藥和西藥同時服用的效果和副作用，到目前為止還沒有可觀的數據資料和研究報告。

一般來說，中藥和西藥合併使用並沒有多大的問題，可是有的中藥會加快同時服用之西藥的吸收，或減半其效果，所以要特別請教專業的醫師或藥劑師。如果要在分別二家醫院領藥的時候，務必告知個別的醫師已在別的醫院領過藥的事實。

Q 針灸和中藥可以合併使用嗎？

一般而言，應該沒有問題。在日本，針灸和中藥有個別的發展，就像中藥有流派一樣，針灸也有流派。

目前的針灸學校，始終還被認定為西醫的復健場所。在學校裡，並不太傳授正統的針灸理論治療。因此，有些人雖學過針灸，但等到要用來治療時，卻只靠「這種病要針這個穴道」的背誦方式。這種情況與中藥治療時單靠「證」倒是類似。

有些針灸專家說：「如果與義氣相投的中醫師共同會診的話，就可以得到不錯的效果。如果雙方不認識的時候，針灸與中藥的治療不一致，結果就不如理想了。」

可見中醫如果有意與針灸一併治療時，就必須與醫療人員好好商量才可。根據中醫的理論，「針灸與湯液治療」原本是一體的，所以要併用時，要選擇專門的治療場所才可以保平安。

Q 中藥可以適用於健康保險嗎？

適用於健康保險的中藥是醫療用中藥劑。共有一百四十九種。自從政府在一九七六年准許中藥適用健保後，許多醫師開始對中藥感興趣，時常將中藥與西藥組合在一起使用，使得中藥使用量急遽增加。

但中藥適用健保的限制比西藥多，依現況而言，中醫想適用健保，並不盡理想，因此很多中醫都改為自費診療。至於醫療費用等，就必須好好與醫師商談了。

Q 既然中藥不適用健保，那麽究竟要付多少醫藥費才算合理呢？

因為中藥不適用健保，所以每一次看病都得按醫院規定，採自費方式。病人往往會擔心以這樣的自費方式，藥費到底有多少，尤其是頭一次就診時，究竟要付多少診療費。

根據自費方式，診療費和藥費是個別支付的。如果是初診的話，診察費是從三千日幣到八千日幣左右。至於藥費方面，生藥與浸膏劑的算法不同。一日分的生藥通常是六百元至一千五百元日幣。浸膏劑則是三百五十元至七百元左右。無論如何，假使一日分的藥費超過三千元時就必須特別注意了。

如果價格超過一千元以上，就必須好好問明理由，因為有些病須要用到高貴藥材，所以須要仔細請教於處方的說明。

Q 如何選擇好的中藥房？

想找好的中醫或好的藥房，最重要的，患者必須有良好的識別眼光。首先，患者必須先整理出自己的症狀及病歷，以便診察時能夠聽懂醫師及藥劑師的說明。

中醫特別重視問診。因此患者必須準確地將自己的情況傳達給醫師，如果能夠事先做好備忘更好。

如果醫師或藥劑師與你協談時，能夠不怕麻煩，一一聽取後再仔細加以說明，應該算是好的醫師或藥劑師。

雖然肯仔細聽患者的陳述，另一方面卻多方推薦高價的藥品，或連開好幾種處方，這樣的醫師或藥劑師就不是很好。另一方面，症狀還是拖泥帶水地不見好轉，卻繼續同一處方的藥，這樣的醫師或藥劑師也不算好。

如果是急性病的話，開二、三天份的藥就夠，即使是慢性病，暫時開一星期到十天份的藥比較妥當，隨著每個人體質和症狀的不同，藥的處方也相差很大。

每一次開處方時，醫院和藥局必須好好診察病人的情況，包括舌的樣子、血壓、腹部等。凡是正軌的藥房都會歸檔個人的病例。所以使用中藥治病時，還是要選擇做事有頭有緒的醫師才好。

使用中藥治療時，Informed Consent（醫師的說明與患者的同意）比什麼都重要。

Q 醫院和藥房，哪個地方比較適合買中藥？

最近從事於中醫治療的教學醫院和公立醫院增加，它們設有「東方醫學研究所」或「漢方門診部」的櫃台，但為數並不多，而且越是大的醫院，等候看病的時間越長，真令人困擾。因此，如果是小毛病的話，不妨到住家附近的中藥房商量，來得較方便。有些診所也不容忽視，因為有時也會有醫術高明的醫師。無論如何，要判斷一家醫院或診所的好壞，最好的方法還是向去看過病的患者打聽消息。

此外，關於診療費和藥費，大醫院因有健保，費用較便宜。如果在藥局，一定要有醫師處方才會算便宜些。遇到這種情況，就不得不先找醫師處方才行。（國情不同）

第二章

危險的中藥

原本被認為沒有副作用的中藥，副作用卻意外地多

●不能因為是中藥就放心了

有沒有人這樣想：「因為中藥沒有副作用，所以無論吃了多少、多久，都是安全的。」但是，出人意料之外，中藥也有不少的副作用。

尤其最近隨著中藥使用量的增加，關於中藥副作用的報告，也漸漸增多。不可否認的，在意義上，中藥並不例外也是「藥」。

本來中藥並沒有副作用的概念，至於吃了中藥所引起的負面反應，也一向被解釋是「證」的判定錯誤所致。但現在因為中藥和西藥的合併使用，及中藥被套進西醫學開始使用的結果，一般認為所謂「證」的判斷錯誤，在本質上與副作用並沒有差異。

那麼，中藥產生副作用的頻率有多大呢？根據報告，從一九七六年開始到一九八八年間，醫生所開的中藥處方三八九二件中，經調查結果顯示，其中有二六八例（占六・九％）產

生副作用（塗本清一・臨床藥理二一卷）。另外，根據日本東洋醫學會在一九八一年所作的調查結果顯示，曾經遭遇過中藥副作用經驗的醫師多達五九％。可見中藥的副作用真是出人意外地多。

以下說明不可忽略的中藥副作用。

●肝障礙的副作用報告──因「改源」等所引起的過敏性肝炎

根據一九八五年的報告，市販的中藥「改源」曾經有引起過敏性肝炎的病例。三十一歲的A小姐，因為感冒而服用「改源」，二天後腹部開始發疹，六天後並出現黃疸症狀。她住院檢查後，才發現是「改源」中含的桂皮成分所引起的過敏性肝炎。

另外，因為服用「小柴胡湯」而引起肝障礙的例子則是埼玉縣的五十四歲B女士。B女士因為肝病的嚴重倦怠感所苦，住進埼玉醫大醫院。經過檢查，即不是病源毒感染，又根本不飲酒，當然也不是酒精性中毒，後來經採取肝細胞檢查，才發現細胞的壞死脫落現象，是屬於藥劑性肝障礙，經調查B女士所吃的藥，才知道是原本以為可以治肝病的「小柴胡湯」所引起的。

此外，像「柴朴湯」「柴胡桂枝湯」等也有同樣的副作用的病例報告。

在這以前，一般認為中藥幾乎沒有副作用，所以根本不會損及肝臟，可是根據醫師鹽崎安子（關西醫科大學內科），以過去七十五年間藥劑所引起的肝障礙所作的報告中顯示，近年來隨著中藥的使用量增加，肝病的副作用也相對地增多。

特別是五年前超越了一向被認為對感冒最有效的「葛根湯」，而取而代之的「小柴胡湯」，也出現很多肝障礙的報告。

不同於其他幾乎沒有數據資料的中藥，小柴胡湯曾經透過最嚴密的「二重盲檢法」，確定對提高人體免疫功能有實際的效果。

因此，小柴胡湯有引起肝障礙副作用的可能性確定後，引起了中藥業界的大騷動。

因為中藥大多以複合劑方式使用，所以到底是其中的何種成分起了副作用，詳情並不清楚，可是這些引起副作用的中藥有一共通點，就是調合了如下七味藥：柴胡（青科三島柴胡）、半夏（芋艿科烏杓子）、黃芩（紫蘇黃金花）、大棗（棗果）、人參（五加科粽仔人參）、甘草（豆科甘草）、生薑（薑）。

而且除了肝障礙之外，其他副作用的發生頻率也高，須要注意。

中藥引起藥劑性肝炎的病例有如下特徵：①患者的年齡大，②從開始服藥至發病，所經的時間較長，③會呈現不易出現在其他藥劑性肝炎的典型初發症狀（發熱、發疹、好酸球增多、皮膚搔癢感），④經過肝機能檢查發現氨基轉移酵素值和血清總膽紅素值偏高，⑤有根治所需時間較長的傾向。

●服用柴朴湯，結果產生頻尿、排尿痛、血尿、殘尿感等膀胱炎症狀

根據報告，服用柴朴湯、柴苓湯、小柴胡湯、柴胡桂枝湯，容易引起頻尿、排尿痛、血尿，殘尿感等膀胱炎症狀。

例如：十六歲的E小姐，因患了支氣管氣喘病才開始服用柴朴湯來治療。經過三年的持續服藥，症狀並未改善，反而產生了殘尿感、排尿痛等現象，經醫師診斷，她患了尿路感染症，並讓她作抗生物質的製劑治療，結果並未好轉，後來醫師開始懷疑是不是因服用「柴朴湯」才引起的副作用，她便停止服用柴朴湯，結果病症也痊癒了。

原來柴苓湯也和柴朴湯一樣，調製了柴胡、黃芩、人參等十二種生藥配合而成。具有抗

炎症作用，抗過敏作用、利尿作用、脂質代謝改善作用等。尤其最近很多醫師大多使用這個處方來治療小兒的腎炎。可是有小兒腎炎使用中藥的時候要特別注意。

又如為了治療慢性肝炎，而服用小柴胡湯長達二年八個月之久的某位六十八歲婦女，她的情況也是頻尿及排尿痛，因而使用種種抗生物質來治療，但情況並未改善。後來她停止服用小柴胡湯，沒想到第七天病就好了。

醫師一方面懷疑是小柴胡湯引起了膀胱炎的種種症狀，另一方面再度讓她服用小柴胡湯，結果先前的症狀又復發，並出現粘膜發紅的現象，因此，判定是小柴胡湯引起了過敏性膀胱炎，就停止服用，不久這些病症就痊癒了。

根據一九九三年日本厚生省（福利部）出版的藥物副作用情報第一百二十三號記載，曾經有過膀胱炎症狀的病例報告有八例之多。

從這些病例可以發現服用中藥引起膀胱炎的副作用有如下的特徵：患者服藥期間在半年以上、服藥經過長時間後才開始併發副作用。此外，很多病例也一併使用抗過敏藥劑，但一般認為副作用的產生與這些藥劑無關。因此，假使長期服用中藥或抗過敏藥劑時，必須作定期的尿液檢查，一旦檢查值異常或出現其他症狀時，就必須立刻停止服藥。

●因為併用小柴胡湯及干擾素而發現多例的間質性肺炎

厚生省又發表報告，小柴胡湯及柴朴湯有引起肺炎的可能性。曾經發現有二個病例，是為了治療肝機能的惡化而服用小柴胡湯，結果引起了間質性肺炎。後來繼續搜集同樣的報告加以檢討，發現用以治療支氣管氣喘病的柴朴湯也同時會引起間質性肺炎及肝機能障礙。便開始著手調查到底這些中藥的何種成分出了問題，才發現小柴胡湯和柴朴湯中所調配的黃芩，顯示出高程度的陽性率。

後來又根據厚生省的情報顯示，病原毒藥劑干擾素α和小柴胡湯併用容易引起間質性肺炎。據厚生省的報告指出，從一九八八年十一月至九二年九月間發生間質性肺炎的共有三十一人，其中的二十三個病例曾經併用干擾素α及小柴胡湯、柴朴湯或同一成分的中藥，所幸患者停止服藥後，症狀就痊癒了。可見中藥的副作用實在不容忽略，否則後果真是不堪設想。

所謂的干擾素α一向被認定是肝癌或多發性骨髓腫的治療藥，最近更進一步被譽為C型肝炎的特效藥，風尚一時；另一方面，用以治療肝炎的小柴胡湯也頗負重望，這二種藥的併用正急增當中。當時厚生省曾針對併用頻率頗高的小柴胡湯以及干擾素α實施「使用上的修訂」。雖然柴朴湯及含同種成分的中藥產生副作用的機製未明，但其大有產生副作用的可能性。因此，厚生省這樣的措施可說是有所偏向。

●有名的甘草引起肌肉痛和無力感，而被診斷爲僞鉀醛甾酮症

七十八歲的F先生為了治療失眠症，每天吃一克的甘草為時一年左右。後來竟出現肌肉酸痛及無力感，經醫師診斷結果才知道是患了偽鉀醛甾酮症。F先生雖然曾經併用甘草與默克藥廠的利尿劑，但經推斷高齡七十八的他，不敢使用太多甘草卻仍出現副作用，加上其他也有很多甘草引起的副作用報告，可見使用甘草不可不慎。

甘草和從甘草中抽取的一縮二氨基乙酸會引起偽鉀醛甾酮症的副作用。因為長期服用甘草的結果會引起體內的低鉀狀態，時而體重產生劇變，時而產生浮腫及頭暈目眩，又因體內累積過多的鈉而使得血壓急劇上升。

因此，患高血壓或低鉀血症的患者使用時要特別注意。

甘草具有鎮靜、鎮痙、鎮咳、抗消化性潰瘍、抗炎症、抗過敏作用等多功能，但無寧是為了調和各種生藥作用的時候多，因此，一般處方幾乎都常用到甘草。

例如：安中散、黃芩湯、黃連湯、葛根湯、加味消風散、治頭瘡一方、人參湯等都含有甘草。

●臀部、大腿起紅斑等起藥疹的嚴重副作用

五十一歲的H先生因患過敏性鼻炎而服用小青龍湯，結果第二天中午時分，在大腿及臀部部分竟出現了紅斑，後來停止服藥；卻還是治不好，因為他以前也曾因服用感冒藥露露而出現類似的症狀，便到醫院接受診察，結果在症狀減輕的二週後透過貼布檢查，才發現是小青龍湯引起的藥疹。

醫生認為小青龍湯和感冒露露的成分都是麻黃、甘草、桂皮，因此認定是患者對這些藥劑起敏感作用而引起的過敏症。

其他中藥引起皮疹的報告也非常常見，如麻黃、當歸、乾薑、芍藥、甘草、大黃等都有副作用的報告。

雖然藥疹在輕症的時候大多未被發現，也容易被忽視。可是吃過藥就長濕疹代表著身體已起過敏作用，也很可能是引起更嚴重副作用的徵兆。所以千萬不可輕視這些小症狀，一旦

出現藥疹就得立刻去看醫生。

●使用配合劑時，若產生副作用，縱使想查出原因也難

七十九歲的G先生因醫生告訴他，他的前列腺發炎，就自己跑到藥局買「金蛇精」服用，結果連肝臟都損壞了。「金蛇精」是調合紅蝗蛇、淫羊霍、白朮末、黃連等多種有效成分製成的藥，所以到底是何種成分起了什麼樣的作用，想要分析也很困難。

像這樣含多種中藥的配合劑，想要了解到底是哪一種藥為害實在難以掌握，而且說不定是藥與藥之間產生了某種複合作用。因此完全是暗中摸索，詳情不明。

再說每一種中藥本身的藥理作用或副作用可以被清楚地掌握，可是一旦被混合使用時，到底是什麼藥的什麼成分引起作用就難以理解了，甚至想查也查不出來。

而且各種藥進入人體後經過錯縱複雜的歷程。像屬於柴胡的主成分的柴胡皂苷，具有中樞抑制、平滑肌弛緩，抗消化性潰瘍作用、抗炎症、抗過敏等作用，可是進入體內之後就變成了多種化合物。這是因為其進入體內之後會與一起服下的多種中藥的有效成分一起分解，並進一步互相起作用而呈現藥效所致。

因此，會出現副作用的藥不一定是出自醫師的處方，像G先生那樣自己到藥房買，甚至以郵購方式得到的中藥，副作用也不少。因此，我們不要小看中藥的副作用，處在這個新時代裡，患者也要充分具備藥劑的知識。

●產生副作用頻率高的生藥

地黃　在中藥中副作用報告最多。具有末梢循環改善作用、血糖下降作用、抑制血液凝固、利尿作用等。

- 副作用　下痢、腹痛、胃部不舒服感及食慾不振、胃腸障礙等消化器官的症狀。
- 含有製劑　八味地黃丸、六味丸、牛車腎氣丸等。

麻黃　從麻黃草莖製造的麻黃，具有中樞神經興奮作用及血壓下降、鎮咳、發汗、抗過敏作用等。

- 副作用　胃下垂及食慾不振等胃腸障礙。
- 含有製劑　麻黃湯、葛根湯、小青龍湯、麻黃附子細辛湯、麻杏甘石湯、越婢加朮湯、麻杏薏甘湯、薏苡仁湯、防風通聖散等。

大黃　腹瀉作用及抗菌作用。

・副作用　發疹及胃腸障礙，一般認為用藥過多會引起腹痛、下痢等症狀。如果胃腸原本就虛弱（虛證），即使服用少量也會引起副作用，這是大黃中的番瀉葉苷刺激大腸粘膜所造成的。所以有下痢、軟便、腹痛等毛病的人最好不要服用。

・含有製劑　大黃甘草湯、調胃承氣湯、大承氣湯、桃核承氣劑、大黃牡丹皮湯、麻子仁丸、潤腸湯、茵陳蒿湯等。

桂皮　具有解熱鎮痛作用、抗炎症作用和抗過敏作用。

・副作用　會引起發疹和搔癢感。

・含有製劑　桂枝湯、桂枝加芍藥湯、小建中湯、葛根湯、小青龍湯、麻黃湯、柴胡桂枝湯、柴胡桂枝乾薑湯、八味地黃丸，五苓散等。

人參　疲勞恢復和血壓下降作用。

・副作用　有時會產生高血壓。

・含有製劑　人參湯、六君子湯、補中益氣湯、十全大補湯等。

附子　鎮痛作用、強心作用。

・副作用　用藥過量會引起嘔吐感、心悸、冒冷汗、脈搏不整、低血壓等嚴重的症狀。陽證的人也易出現頭暈目眩或麻痺感。

・含有製劑　真武湯、八味地黃丸、牛車腎氣丸、麻黃附子細辛湯、桂枝加朮附湯、大防風湯等。

芒硝　腹瀉作用。

・副作用　孕婦服藥須慎重。

・含有製劑　大黃牡丹皮湯、大承氣湯、調胃承氣湯、桃核承氣湯、承導散、防風通聖散等。

桃仁　調節荷爾蒙及靜脈循環的作用。

・副作用　孕婦服藥須慎重。

・含有製劑　桂枝茯苓丸、桃核承氣湯、大黃牡丹皮湯、疏經活血湯、潤腸湯等。

●關於中藥與西藥併用的副作用還在實驗階段

西藥和中藥併用已是司空見慣。根據日本東洋醫學會所作的問卷調查顯示多達七九・八

%的醫師以中藥治療慢性病患時併用西藥。

可是醫師在處方標準不同的中藥和西藥時，難免以西藥的基準來處方中藥，而且像內服方式，中藥的吃法難免被西藥的服藥方式所影響。

中藥的服用有其最適切的時間，並不是隨時都可以吃的。根據一般的觀點，藥的吸收在空腹時最好，但有兩種情況，有一種藥在胃酸分泌多時服用效果較好，另一種則是在胃酸分泌少時藥效較好。

再說中藥有其獨特的味道，因為服用時會促進消化管活動，所以吃中藥時可享受味香俱佳的樂趣，一面慢慢體會其味道來服用，這樣的吃法值得推薦，可是換成與西藥同時處方時，如此鉅細靡遺的吃法也難免被忽略。

而且更重要的一點就是關於中藥與西藥的併用尚在實驗階段，至於其併用的評價有待今後更多的研究。

最近成話題的病例是抗病原毒藥劑干擾素α和小柴胡湯的併用引起間質性肺炎，比較為人所知的還有併用大黃和抗炎症劑的例子（阿司匹靈，Indometacir）。

也有曾經服用大黃排便良好的人，因為感冒吃抗炎症劑後就開始便秘，這是因為大黃的

表1　併用效果不利的例子

漢方藥	併用效果不利的西藥	預料中的相互作用
含甘草的處方	Thyazide系利尿劑 Floourcemid 利尿酸	低鉀狀態
含麻黃的處方	β刺激劑 具有MAO阻礙作用的抗鬱藥 Guanetizin	作用增強 交感神經活性的增強 降壓效果的減弱
大　黃	腹瀉劑 抗炎症劑（阿司匹靈、Indonetacin）	作用增強 作用消失或減弱
具有發汗作用的麻黃、桂皮乾生薑等生藥	退燒劑	作用增強

摘自赤瀨、月刊藥事、36卷5號（1994年）

作用被抗炎症作用的西藥抵消所致。

另一例子則是具有排出鉀作用的利尿劑及甘草的併用，甘草的副作用常會造成偽醛甾酮症的發生。

另外，瀉劑配合大黃時也要小心。

上表列出到目前為止中西藥併用結果產生不良副作用的例子。（參照表1）

如何防止中藥的副作用

①開始使用的第一個星期要特別注意

隨著浸膏製劑使用的頻繁，比起以前直接使用生藥的時代，合成劑變得更容易利用，相對地也比使用單一處方時更易起副作用，尤其易有副作用的調製劑更要注意。

中藥起副作用的時間大多在服用後的一星期內，所以開始使用時要特別注意，必須要確認第一星期左右身體的變化。

中藥製劑本來應按「證」來處方。但在醫院裡處方時，大多會和西藥併用，所以難免受西藥的處方方針的影響。當中藥被針對病名來處方時，便很難活用關於中藥傳統的知識。

此外，醫療用的中藥劑約有七成是調配甘草而成的，所以要注意甘草的副作用，也就是會引起高血壓和浮腫的偽醛甾酮症，尤其是併用特定的某些浸膏劑時，要察看甘草有無重複使用。

最近肯以中藥治療的大學醫院及公立醫院增多了，但還是要選擇適合自己的處方和藥局、醫院來治病較理想。要選擇會仔細聽取患者的傾訴，又能耐心回答患者的疑問，及資訊良好的地方來治病。畢竟疾病還是要靠患者本身的努力才能康復。

因此，熟知自己服用的是哪種藥及仔細留意藥的反應是患者的任務，凡是吃過的藥都要留下記錄，如此才能趁早避免重複服用的危險。

除了中藥、西藥也不例外，患者應熟知藥名和其作用（為何要吃這種藥），可能引起的副作用，何時服用，何種狀況下應停止服用，可否和其他藥一起服用，食品禁忌，有無書面說明等。

②懷孕中最好不要吃中藥

婦產科使用中藥的病例年年增加。例如，為了治療不孕症曾經使用當歸芍藥散和桂枝茯苓丸等，結果有二十％左右能夠順利懷孕。這藥方之所以有效，是因其有改善血液循環的作用，並能使荷爾蒙增加，使細胞功能活化的效果。

另外，曾經有因睪丸素（男性荷爾蒙）濃度過高而不排卵的女性，使用芍藥甘草湯而獲得良好效果的例子。本來芍藥甘草湯是作普通的鎮靜劑使用的，但後來發現有降低睪丸素的作用，因此實際投藥於睪丸素過高的女性，便能順利懷孕了。

只是關於在懷孕中服用中藥，對胎兒到底有何影響，仍是個未知數。因為所有的中藥根本沒有作過胎兒毒性及變異原性的科學檢證。僅有當歸芍藥散、小半夏加茯苓湯、葛根湯、小青龍湯等四例有數據資料。

厚朴（柴朴湯、半夏厚朴湯等）、五味子（小青龍湯、清肺湯等）、半夏（柴朴湯、半夏厚朴湯、麥門冬湯、小青龍湯等）、附子（八味地黃丸、麻黃附子細辛湯等）等要特別注意。又含大黃和芒硝等的腹瀉劑時而引起子宮頸的緊張，時而招致骨盤內充血的危險，所以必須與醫師充分地溝通才可服用。

所以凡是有懷孕可能性的婦女，姑且避免亂服中藥較好，尤其是在器官形成期的懷孕六～十一週更要慎重。今後，對用來治療疾病的中藥，必須作科學的檢證才好。

③老年人使用中藥的注意事項

在日本的高齡化不斷進展，因此，無論在技術上或醫療費方面，老人醫療的比重也逐漸升高，在此情況下，預料因中藥的副作用較少，適合老人性的疾病使用，會使得中藥的使用有急速增加的可能。

可是到目前為止，並沒有可觀的中藥副作用及老人使用中藥的效果調查。所謂「高齡者」，只能依廣範圍的年齡而言，因為日曆上的年齡和身體的實際年齡畢竟有所偏差，身體情況較年輕的人和實際年老的人，實在不可相提並論。

因為隨著年紀增大，藥的吸收力及代謝、排泄力也會衰退，相對的，藥停留在體內的時間也長。雖然藥在老年人身上產生的副作用種類和在年輕人身上的一樣，但因老人疾病易嚴重化，所以早期發現更加重要。在此時期，外表看來輕微的疾病，其實是趨向嚴重症狀之過程的例子也較多。

一般來說，老年人較易陷入脫水症狀，也容易多發皮疹及發熱等過敏症狀。所以不要因為是中藥就忽略其嚴重性。凡是服用藥，都要注意以下事項：

有時年紀大會引起腎機能障礙，使藥的排泄遲緩，藥在血液中的濃度持續偏高。所以在原則上，老年人的服用量絕不能比年輕人多。

一般而言，西藥也規定給年老人投藥時只給成人服用量的三分之一～二分之一，所以中藥也要有如此的考慮。

另外，一方面要留心適應患者的生活習慣來給予藥方，一方面也要常觀察患者的狀態。隨著合併症的增多，同時併用的藥種類也增加。萬一跨院或跨科接受治療時，有時會有重複處方同樣藥效的西藥和中藥的情形。所以，必須告知醫師已在其他醫院或其他科領過藥的事實，以避免重複服用同藥效的藥。

萬一不得已要服用一種以上的藥時，也要注意藥的相互作用或強化作用及副作用。

第三章
中藥無效

為何中藥不再有效

●抱著「中藥真正有效」的想法來吃中藥的人並不多

縱使常吃中藥的人，真正以為中藥有效的人並不多。我們周遭的確有不少人雖認為中藥不大有效，卻因別無他途而姑且吃之。

此外，有些人雖不認為中藥無效，卻總覺得中藥比以前無效多了。可能是他們認為只要沒有副作用，吃吃看也無妨，可是中藥也是藥，如前章所述，也有許多意外的副作用。所以我們不鼓勵患者漫然地使用一些無法確定效果的藥。

那麼最近的中藥為什麼會無效呢?當我們感覺到中藥效果不良，不能將其當做服用者的主觀問題而草草了事，而必須深入觀察才行。

●煎藥和浸膏劑的不同——浸膏劑的製法和爭論點

在基本上，煎藥和浸膏製劑是相同的。先把原料的生藥和水放入鍋中，加熱提煉後，降下壓力飛沫四溢，加以濃縮就完成有粘性的濃浸膏劑。將其保持原狀曬乾，如果調配的是糖分多的生藥時，就會吸收空氣中的水分又恢復成膏狀的浸膏劑。為了彌補這個缺點，保持其安定性，就必須加上粉末的藥使其吸附，然後使其從噴霧器飛散，形成清淬的粉末。

為了保持其安定性，所加的粉末稱為賦形藥，隨著各廠商的不同，所使用的藥品也有差別。

原汁浸膏像葛根湯中含有五克重的賦形藥，而在重量多一點的補中益氣湯中的賦形藥則多達八克。所以一日的服用量難免就增多了。中藥處方中的小建中湯，大建中湯等處方，在煎藥後還要泡粉末膏才能服用。浸膏劑的形成情形如下，由此圖不難看出粉末膏和賦形藥在其中占有相

在中藥浸膏劑中所配合的賦形藥

馬鈴薯澱粉
玉米澱粉
纖維素結晶、無水矽酸
偏矽酸鋁酸鎂
硬脂酸鎂
羥丙基纖維素
乳糖、白糖、ＣＭＣ鈣

當多的分量。

如今因中藥浸膏劑的出現，中藥能夠更廣泛地使用，又不用在保存上用心，便利多了。但是不能因其便利而忽略了藥效，應該儘量使其接近原始煎藥的狀態才好。

根據實驗結果發現，用精油代替水來提煉的浸膏劑，其成分較不易揮發。如果能像這樣在提煉方法上多下功夫，而推出效果更好的浸膏劑，中漢的發展也許可更上層樓。

浸膏製劑的成分

小建中湯水製乾燥浸膏劑4.5g
＋
賦形劑 2.5g
＋
粉末飴 20g
‖
一日服用量27g

大建中湯水製乾燥浸膏劑2.1g
＋
賦形劑 4.9g
＋
粉末飴 20g
‖
一日服用量27g

●煎藥也有爭議點

煎藥也有幾個問題，當然浸膏劑也不例外。但針對生藥素材本身的問題，煎的方法，吃的方法等，到目前為止仍無定論，各用各的方法。

一般的煎法

①把一日分的藥放進裝有六十毫升水的土瓶中，或分散裝入鋁做的水壺裡，打開蓋子以小火煎三十分～一小時。

②當藥水煮成一半時，趁熱用裡茶布或紗布過濾，就成為一日分的藥。

③將這藥水分成二～三回，在二餐間服用。

中國式的煎法

①把一日分的生藥放入盛有二～三倍水的土瓶或鋁壺中，以小火煎四十～五十分鐘。

②趁熱濾取約一五〇～二〇〇毫升的藥水，在就寢前喝下全量。

③過濾鍋中的藥劑，保持不動，存放在陰暗處，第二天加稍多水再煎，這是二重煎，在早餐和午餐之間服用。

因為人在睡眠時藥效最大，所以根據說明，一煎在就寢前服用，二煎則擔任使藥效持續的任務。因比起中國，日本一日的服用量更多（二～十倍），所以煎法各不相同。

除此之外，還有如下的煎法：

①事先只煎指定藥的方法「含有石膏、石決明（鮑魚殼）、龍骨（象的化石）、牡蠣等的處方」。

②同樣往後放進指定藥而煎的方法「含有芳香性的薄荷、木香、鈎藤鈎等的處方」。

又根據中國人過去的經驗，隨著處方改變，火力應隨時應變。所以在中國的醫院裡有專門煎藥的專家，據說他們煎藥會煎成味、香俱全、藥效優異的藥，就好像泡茶或咖啡也有其靈巧與笨拙之分。

自古傳說煎中藥會飄蕩出獨特的味道。例如，煎治感冒的葛根湯，有感冒的人覺得味道很好，而沒有感冒的人卻只感到一陣怪味道，經過實驗調查的結果發現，把煎中藥時發出的水蒸氣送入實驗動物的房間內，察看其香氣對消化管運動的影響，而得知含有香蘇散（柴蘇散和生薑的處方）等有芳香的處方，比起只有水蒸氣的處方，更能使消化管的運動活潑化，原來中藥的效果不只靠吃藥，而是從煎藥時就開始生效了。

所以，我們想要知道煎藥對病症確實的效果，也可以多下功夫去研究。

●中藥不適用健保？

這是一九九四年的事。

「中藥可能被排除於健保之外？」這樣的風評曾傳聞於中藥業界。

漸漸迎接高齡化的日本社會，又被比喻為一億總半病人，一半以上的國民都處於某種疾病的狀況中，一九九二年度的國民醫療費並高達二十三兆五千億圓之多。醫療費的成長率過去八年創下最高的七•二%。在今天這個保險財政不斷高漲的時代，實在有必要進行藥的重估。

對於很想在醫療用藥和大眾民間用藥之間劃清界線的厚生省而言，人人都可以輕鬆到藥局和藥店買到的維他命劑、冷熱敷藥等，並不值得刻意登載在保險裡由專家來管理，據說其中還包含了中藥。這事不外乎意味著，中藥的有效性並未受肯定。

厚生省曾在一九九四年四月決定把屬於醫療用醫藥品的維他命Ｂ、Ｃ劑，排除於健保之外，據說其他還包含了有過剩之虞的（除了維他命Ａ、Ｄ之外）維他命，也被排除於健保的適用範圍之外。

根據中藥業界的看法，泰半的意見認為現有的一百四十八條處方，其中只有常用的二十～三十條處方適用於健保。

當然這是指中藥浸膏劑而言，使用生藥的煎藥並不在此限，在中藥業界內，人人反應不同，包括該來的終於來了的想法等，不一而止。雖然隨著健康食品熱潮的興起，相得益彰之下，中藥也會不斷成長，但在實際的情形上卻強化了悲觀的想法。

在實際生藥類的流通市場上，雖然健康食品的專櫃不斷成長，但主要的醫療用生藥銷售額，成長卻相當有限。

為什麼會有這樣的現象呢？圍繞著中藥的爭論點到底是什麼呢？要解決這些問題多少要先了解中藥的歷史。

●中藥在江戶時代雖有各種流派……

本來「漢方」是指江戶時代的醫療、醫學、醫術等，以前從長崎輸入的歐洲醫學稱為「蘭方」，相對的中藥則稱為「漢方」，這是日本明治時代才取的造詞，可是在江戶時代中藥也有各式各樣的流派。

後來只留下三派——後世派、右方派、考證派。各派系內容如下：後世派以中國的金、元朝的醫學為基礎，比較接近現代的中國醫學流派；古方派主張以中國古典的「傷寒論」、「金匱要略」為基礎，是重視實踐的流派；考證派屬於中國的醫學書、學問方面的研究流派，並不大從事於實際的治療工作。

但後來後世派漸漸趨向理論化，在實際的醫療臨床上還是右方派占實際地位。到了明治時代，中藥一度被廢止，結果只在生藥店裡喘著一脈氣息而已。

「傷寒論」是在後漢時代曾經以張仲景的著作「傷寒卒病論」為基礎，所整理出記述傷寒（如傷寒急熱性病）部分的一本書。關於其他雜病（慢性病）整理成的部分則稱為「金匱要略」。這些書對古方派而言，簡直如聖經一般地寶貴。

到了昭和初期，興起了中藥復興運動，後來雖因二次大戰而中斷過一段時期，但到了昭和二十五年（一九五〇年）又創立了東方醫學會。其辦公處在東京都千代田區的中將湯大樓（現在的京村公司總公司所在）。

浸膏劑使得中藥處方公式化

●浸膏劑的製法與即溶咖啡相同

另一方面，到了一九五五年後半，小太郎漢方製藥眼見即溶「雀巢咖啡」的成功，就發明了中藥的浸膏劑。在這以前提到喝咖啡，就必須到咖啡屋去喝。一部分人把泡咖啡當成家庭外的娛樂，根本不在家裡喝咖啡，可是後來推出的幾種即溶咖啡，一方面因為在家裡也可輕鬆喝咖啡，一方面靠電視廣告的宣傳效果，一夜之間竟普及了每個家庭。

後來他們想徵求中藥專家的意見，準備把中藥製成浸膏劑，加以產品化。這裡所謂的中藥專家是指古方派的中藥專家，因為從明治時代開始就代代相傳，呈現古方一面倒，非古方即非中藥的狀況。

所謂古方，如前所述，是認定中藥應以「傷寒論」、「金匱要略」為基礎的流派。換言之，他們認為靠著「傷寒論」、「金匱要略」的處方就能應付所有的疾病。所以浸膏劑的出現簡直是「傷寒論」、「金匱要略」的處方全面製成浸膏的情形。

此外，古方派的治療原則是「隨證治療」。所謂「隨證治療」，就是指如果一帖中藥符合證，就能治好任何疾病。

例如，症狀是脖子和肩的緊張和酸痛，又有惡寒症（吹風就會不舒服），古方派認為那是合乎葛根湯的「證」。有了那樣的「證」，不管是感冒、蓄膿症、皮膚病等，都能藥到病除。

一般認為那「證」若合用葛根湯，因為就等於葛根湯獨自的「證」，一旦改變處方中生藥的分量，或以別的藥取代，就不是葛根湯了，所以當然無效，就等於是鎖孔和鎖匙的關係。

●吃了藥廠規定的服用量，結果十個人當中一個人有效

據說中藥的浸膏劑在剛推出時，被喻為權威的專家們個個都不屑一顧，沒想到曾幾何時，大家都開始使用浸膏劑了。在這種情況下，就必須規定其適用量。一部分的中藥家是靠煎藥經驗的累積來定適用量的。所以有時會發現依其規定來服藥卻無效。這也難怪，因為中藥原本就無適應量可言，如今浸膏劑硬要規定標準量，難怪無效了。

浸膏劑不是單靠煎藥除去水分，就能完成了。除去水分後的浸膏叫原汁浸膏，但原汁浸膏即使保持原狀曬乾，因其穩定性不良，會立刻吸收空氣中的水分而恢復成膏狀，所以必須另加粉末以保持其安定性。這粉末又稱為賦形藥，這種賦形藥占藥量中相當大的部分。

另外中藥的生藥處方又分散劑、藥丸處方。散劑被指示和開水或酒服下。散劑的處方有（安中散、當歸芍藥散、香蘇散等）。藥丸將粉末以蜂蜜固定而做成的，其處方有（八味丸、六味丸、桂枝茯苓丸等）。

中藥有很多是含怕熱成分的處分，所以製成浸膏劑後，有的成分便減少了。那是因為浸膏劑在濃縮製造的過程中，揮發性的成分飛散掉了。懂得箇中道理的中藥專家，遇到要患者服用浸膏劑時，為了彌補飛散的成分，會增加桂枝（肉桂）粉末追加使患者服用。據說如此一來，藥效馬上應驗。

有的中藥專家遇到惡性感冒流行時，會聚集一群喝「麻黃湯」可能有效的患者，讓他們喝「麻黃湯」的浸膏劑，以確定其有效性，據說實驗結果發現按藥廠規定的服用量來服用，十個人當中只有一人有效，十個人當中有七個人需要藥廠規定的服用量的三倍才有效。

這樣的內幕消息在中藥專家之間耳語相傳。在一般的藥廠講習會上，明知浸膏劑的有效成分含量太少，但廠方仍沿用前述的鎖孔和鎖匙的法則。

硬性規定只要合「證」，少量的藥就有效，能夠以少量的處方多下功夫治病，才是中藥專家的真本領。還推說沒有藥效是「證」不合所致，好像事不關己一般。

第四章

浪費中藥

有的中藥不但無效，對身體也有危險

●縱然期待很大，但中藥的抗癌效果仍任重道遠

在號稱長壽國的日本，占死因第一位的仍舊是癌，因此大部分的人對癌多有恐懼心理。只要傳說某物對抗癌有效，像是奶粉等，大家就深信不疑，立刻一窩蜂地趨之若鶩。再談到人們對中藥抗癌的期待，更是非比尋常。

連在心裡常想：「吃中藥可以治癌症」的醫師也不少。但事實上這樣的想法卻沒有科學的數據可為證明。因為想要取得臨床的數據非常困難，我們沒有辦法聚集一群年齡，性別等各項條件平均的人，再加以觀察吃中藥預防癌及沒有吃中藥的人，他們的差別情形如何。

雖然如此，也不是全無這方面的臨床實驗，有不少人以動物為實驗對象，來調查中藥的抗癌效果，但結果乏善可陳。這類的報告大半不是癌症的種類參差不齊，就是沒有採取空白試驗的方式，而只是憑空直言地說吃○○湯就治好癌症，如此而已。

如果是統計性的結果，也沒有列出有意差距（非偶然），或是實驗結果雖然對動物有效，但換成人類時，結果又不一樣。

後來出現了唯一有希望的實驗成績，那就是以小柴胡湯來預防肝癌的實驗。大阪市大學的名譽教授山本祐夫將二百九十二位肝硬化的患者分為二組，一組以中藥來治療，一組則不吃中藥。然後以血清檢查和超音波檢查加以追縱調查，結果發現在有使用中藥的那一組人身上出現了有意義的效果，但經年累月之後，二組患者的差異又消失了。實驗還在繼續進行著，結果如何有待今後的努力，目前還沒有找到真正對癌症有效的中藥。至於像民間療法那樣，隨便在街坊的藥局或以郵購方式買到的中藥，只能說是吃了也是白吃。

●有的高麗蔘不但效果可疑，甚至對人體也有危險

相信每個人都曾在古裝劇裡看過，年紀很小的孩子為了生病的父母而出去工作，努力地賺錢買高麗蔘孝敬父母，這種如二十四孝般的故事。高麗蔘可說自古就被珍視為長壽不老藥。

一九九四年四月曾在日本神戶召集了一群關心高麗蔘的醫師及學者，成立了「藥用人蔘研究會」，進行檢討高麗對慢性肝炎及更年期障礙的治療效果。

高麗蔘中，燙過、乾燥的叫紅蔘；乾燥、只剝皮而沒有燙過的叫白蔘。栽種經六年的被認為是品質最好的，因其含有一、二年根所沒有的成分。高麗蔘並不適於機器耕作，一旦栽種後，必須等十五～二十年再栽培。所以屬於真品的高麗蔘相當昂貴。在紅蔘中含有較多的有效成分——人蔘皂素，以價格昂貴，六〇〇克就要四萬日幣。

人蔘皂素（Zinsenoid）有提高血壓的作用，常發現有的老年人平常血壓約為一二〇毫米左右，吃過高麗蔘之後竟升高到一八〇毫米，後來停止服用，血壓卻還是久久不降。

人蔘一向被認為可預防動脈硬化，提高免疫力，主要用來治療老人疾病。但最近興起了一股中藥的熱潮，真正有效的人蔘漲價了，結果竟出現了假貨。甚至為了加快栽培速度，濫用農藥而發生問題等。

我們常可在禮品店中看到用漂亮銅箱裝著出售的人蔘，像這樣的商品效果實在令人懷疑，甚至對身體也可能有危險。

因此，人蔘可說是浪費性的中藥之代表。

●慢性疾病——調查結果發現，中藥對皮膚病沒有治療效果

表2　中藥的處方、使用患者數及投藥件數

漢方藥	患者數（％）	投藥件數（％）	投藥頻度回數
溫清飲	30（29.7）	62（28.3）	2.1
Yokuininsan散	29（28.7）	46（21.1）	1.6
十味敗毒湯	12（11.9）	18（ 8.2）	1.5
消風散	11（10.9）	29（13.2）	2.6
小柴胡湯	7（ 6.9）	29（13.2）	4.1
當歸芍藥散	7（ 6.9）	23（10.5）	3.3
柴胡清肝湯	4（ 4.0）	11（ 5.0）	2.8
紫雲膏	1（ 1.0）	1（ 0.5）	1
8　種	101名（100.0）	219件（100.0）	2.2回

$$\text{投藥頻度回數}=\frac{\text{投藥件數}}{\text{患者數}}$$

長期持續潮溼，搔了又搔，也無法止癢的皮膚病，對本人來說實在既麻煩又討厭。

中藥大多用來治療慢性病，曾有人在慢性病患較多的皮膚科，對中藥的治療效果進行了三個月的調查。

在公立館林厚生醫院所作的調查如下：到該院皮膚科受診的二千二百零三人中的一百零一人（四・六％）曾使用八種中藥處方。這八種中藥處方如表2所示。其中單是溫清散與Yokuininsan二處方的使用率就高達五八・四％。此外，投藥的頻率小柴胡湯為四・一次，當歸芍藥散為三・三次，柴胡清肝湯二・八次等。（每一次處方分量為兩星期）。

但是其中三分之一的患者只拿藥一次就不

再看門診了，原因是他們認為不太可能治好。其中併用藥平均為二・三種（如表3所示），有治炎症和搔癢併用的抗礦胺劑和副腎類固醇劑等西藥。可見單用中藥並不足以應付這些急性症狀。

●不僅是中藥，任何藥都無法改善體質

『體質』這個詞，我們常使用，但這個詞到底表示什麼？我們並不十分清楚。雖然常不經意地說「虛弱體質」，但其實「虛弱體質」有二種「類型」，一種是吃得少、瘦巴巴的清瘦型，另一種是外表看來胖，卻是多病的水胖型，這種類型的人多有偏食傾向。然而雙方都可能在食物的選擇或吃法上出了問題。這時如果想靠吃藥來改變體質，也是相當困難的，不但難以治療，可能還會引起消化器官的疼痛，其他的內臟也會因此而疲憊不堪。

體質虛弱的人應該先重新檢討自己的生活方式及態度，再認真考慮飲食的問題，及是否請醫師為其處方正確的胃腸藥。

提到體質，有時是指「過敏性體質」而言。

例如，過敏性體質於相當於特異性體質，屬於這種體質的人放眼看看自己身邊的人，應

表3　中藥處方、主要併用藥及病名

中藥處方	投藥件數	主要併用藥及件數（%）		病　名
溫清飲	62	Chgason＋Topsim, Nerisona Linderon lotion, Delmobate	33（53.2）	尋常性乾癬 特異性皮膚炎 慢性蕁痲疹
Yokuininsan 散	46	無	30（65.2）	尋常性疣贅 青年性扁平疣贅
十味敗毒湯	18	維他命A，Polaramin Nerisona Kumelfeld液	13（72.2）	特異性皮膚炎 尋常性痤瘡 慢性蕁痲疹
消風散	29	Zagiten, Atalaxp, Seltect Zeslan＋Topsim, Rokoid	28（95.6）	特異性皮膚炎
小柴胡湯	29	Zagiten, Atalaxp, Seltect ＋Nerisona, Rokoid＋Ubera	29（100.0）	特異性皮膚炎
當歸芍藥散	23	Ubera Ubera, 維他命C, 維他命B_{12}	15（65.2） 5（21.7）	尋常性痤瘡 尋常性乾癬
柴胡清肝湯	11	Zeslan, Homoclomin ＋Nezisona, Rokoid	6（54.5）	特異性皮膚炎
紫雲膏	1	無	1（100.0）	手掌角皮症
	219件		160件（73.1）	

平林牧三　醫藥雜誌

該可以看到家人或親族之間也有人的體質和自己類似。根據最近的研究發現，這種體質的形成與遺傳的基因有關。

因此不僅是中藥，西藥也一樣，根本沒有一種藥可以改變體質。因為「體質」根本不是疾病，所以想要吃中藥來改善體質是不可能有效的。

總而言之，沒有確定治療目的就亂吃中藥，吃了等於白吃。

●因為醫師的造詣不深，而使得患者亂服中藥的例子

中藥變得無效的理由之一是因為在藥廠的主導之下，用藥的範圍不斷擴大，使得衆人忘記了使用中藥原本應有態度，造成服用量的問題，處方的方式、生藥的內容等各種問題叢生。同時目前廣泛地被使用的中藥，當初只是憑藉著二、三個中藥專家的意見而開的處方，因此，還未經嚴格檢討之前就被擴大促銷，也是造成中藥變得無效的原因之一。

東方醫學會中所提出的報告，大多是配合病名，有什麼中藥就給什麼藥，所統計起來的實驗結果罷了。其目的只是追蹤試驗藥廠促銷的中藥，做為實驗證明罷了。對於目前中藥的一些真正問題卻從未做檢討。

在十一月號的中藥臨床雜誌刊登著「效能說明書的結局」。內容是：「數年前，有一個二歲的小男孩到醫院來看病，他母親告訴我說，他主要的症狀是過敏性鼻炎，曾到住家附近的醫師那兒看診，也拿了中藥。經服用之後，流鼻水的毛病好了，卻得了口腔炎，常覺口乾舌燥，後來停止服藥後，口腔炎就好了，但鼻炎卻又復發了，不知道該如何好？

我問：『他到底吃了什麼中藥？』，『記得是早晚各一包小青龍湯和五苓散』，小孩的母親緩緩地回答。我心想：『怎麼可以那樣處方呢？』因為這兩種中藥處方都有利水作用（改善水分代謝作用），而且藥量也多得驚人。結果，我重新替小孩診查後，再讓他服用補中益氣湯和苓甘薑味辛夏仁湯，連續服用二週後，鼻炎和口腔炎就完全根治了，由此經驗，讓我深深感覺到，特別是最近隨著浸膏劑的普及，出現的嚇人合方處方真不少。」

作者本身是醫師，本文主要是在數落一些醫生的學習不夠及依靠效能說明說來處方的不良後果，並強調須要進一步研究改進的重要。

以前如果某個病人服藥後，流鼻水的毛病好了，醫師便會認為這種處方有效，而將這種對鼻炎有效的處方對外發表，因此可能造成這種處方的大肆流行。但是目前無論是中醫學或日本的漢方，都因為資訊的日益發達而和以前的中藥不同，所以如何對這些資訊加以研究討論，並製作真正實用的中藥，才是當務之急。

根據日本東方醫學生所作的問卷調查顯示，發現有四種藥劑的合方處方經驗的人高達十四％之多。但我們如果認真考慮藥的複合作用，會了解以這樣的處方來治療，實在難以達到效果。所以如果說這些人是在玩特技表演，實在也不為過，這真不是中藥原本應有的方式（參照圖１）。

圖1 在使用中藥方劑的合方時，最多合方幾種？（回答人數1147人）

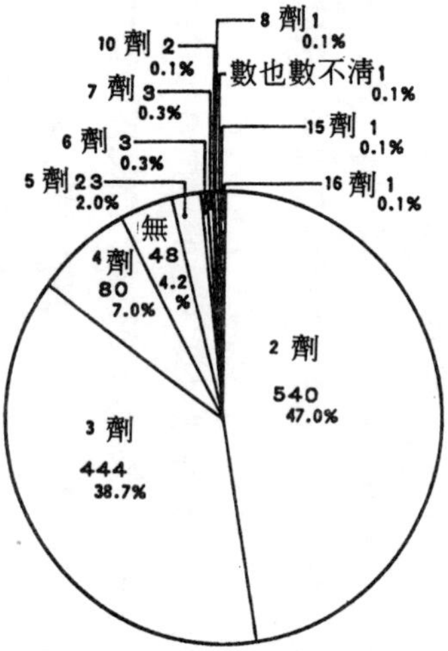

日本東洋醫學雜誌
第38卷第2號（1987）

第五章

中國的漢方＝中醫學？令人困擾的問題

中藥的原料品質轉變

●學過西方醫學的醫生對漢方治療的不滿

如前章所述，中藥浸膏劑的爭論點原本就多，但因患者的偏好或抱著姑且一試的心理，而醫生也認為要長期服用才有效，所以就好像沒有問題了。

但是另一方面，有一些規規矩矩使用中藥的人，當他們告知中藥無效是因為「證」的錯誤時，才想進一步來學習中藥。

可是日本漢方的無邏輯部分，對現代人而言是難以了解的，因為看看各個中藥專家所寫的書籍文章，如果不是古典的文章，就是把古典擴大解釋，再決定處方。如果處方有效，就解釋為合「證」，如果效果不好，就針對其他處方的相同部分如法泡製，周而復始的實驗，一直反覆到藥效出現為止，簡直像在玩撲克牌的心臟病或抓鬼遊戲一般。

再說這種情況下，如果會依據古典的文章或考慮到「證」的中醫還算有良心。有些赤腳醫生甚至針對病狀，以抽籤方式決定處方；程度更差的醫生就針對病名來抽籤。因此，日本漢方本質上等於是對中藥處方模式的認識而已。這種模式的認識，相對的包含各人的直覺和經驗在內，有時根本是他人無法理解的情況。

聽說有位修行中的中藥專家問師父：「你為什麽給患者〇〇湯的處方？」師父竟回答：「那個患者的臉形正好符合〇〇湯，十年後你就能了解箇中道理了。」

這種對中藥模式的認識，使得學過西方醫學的醫師非常的不滿，很多人可能心想到底中藥有沒有更可靠的法則，能夠探求疾病的原因再加以治療。

●到中國接受中藥治療者的煩惱

當中日復交楔機，中國的漢方、中醫學被介紹到日本。所謂的中醫學就是因為中國在一段時期對醫藥界很專制、封建，後來為了留下傳統醫學，才搜集民間遺賢的創作醫學，其中包括中國傳統的身體觀（陰陽五行、臟腑經絡理論）病理及相應藥理學、方劑學等，連教材也一應齊備。

另外關於中醫學的熱門新聞不斷，諸如「配合患者的病態自由改變現成的處方」，「針灸麻醉的話題」，「如今由中醫學和西方醫學共同治療患者的事實」，漸漸被原本不滿日本漢方的醫生所接受。

所以現在學中醫學的醫生很多，許多藥局裡都賣日本漢方，都是因為上述的情況所致。可是中醫學和日本漢方，無論是在理論體系或使用處方方面差異都很大。以致於在醫院裡，如果醫師學的是中醫學，而藥劑師學的是日本漢方，中醫學的醫師所下的處方讓藥劑師看不懂的情況也不少。

此外，以流通的生藥來說，以前都以日本漢方使用的生藥為主。所以，那些學了中醫學的人常買不到可用的生藥，且藥廠當局因為沒有經手過進口的生藥，而造成真假藥品難辨的混亂情況。

許多中國的醫院也開始受理求診的外國人，因此也有許多日本人不遠千里渡海到中國，尋求中醫學的治療。

這些人回國後為了繼續中醫學的治療，就拿中醫師的處方到藥局買藥，可是幾乎沒有一家藥局具備了能適應中國處方的生藥。而且中醫學處方的生藥量比日本一般的用藥量多了許多，（為日本用藥量的三～十倍）如果不使用健保時，一天的花費大約為二千～三千圓日幣。面對這樣的現實，許多人只好放棄中醫治療。

●野生的生藥和栽培品之間，品質差異頗大

近來因生藥的消費量急速增加，使得品質上產生極大的變化。一九七六年漢方製劑適用健保時，約有九十五億圓日幣的生產量，到一九八〇年約有四五〇億圓，到一九九〇卻急速上升為一七一〇億圓。隨而生藥的進口量也有二倍以上的成長率。到一九五五年時，日本國內也開始生產相當多的生藥，流通四方。

可是因為日本推進高度經濟成長的結果，使得農業開始衰退。許多漢方製劑的廠商製造浸膏製劑時，需要便宜又大量的生藥原料，只好從中國及韓國進口。

以前中國能夠輸出的產品只有農產作物而已，因此這個大好機會對中國而言，正是困難時巧遇救星。但儘管中國再地大物博，也無法以採集的野生品來應付急增的生藥需要量，因此栽培的生藥也急遽增加。

如前所述，中藥專家是靠味覺，嗅覺等來分辨生藥的品質以便加減分量的。但自從生藥的品種改變後，他們以往的經驗根本無用武之地，更何況只使用浸膏劑的人，根本昧於現實

，無視於生藥品質改變會使藥效不同的事實，如今日本國產的生藥，只以有名的大和當歸（奈良縣以生產當歸有名），丹波黃連（京都府丹波一帶以生產黃連有名，因而以此為地名）等勉強維持著，且栽培面積年年遞減。

結果使得中國成為日本生藥不可或缺的來源，但中國國內本身也有了一些改變……。

●中藥消失了？中國的農民不願意栽培生藥

衆所共知，中國目前受到自由主義經濟及社會主義的資本主義影響，而推進工業化，這很像一九五五年左右的日本，以年輕人為主體，漸漸脫離農業社會而向都市發展的一窩蜂現象。中國國內的物價上升得驚人，一九九三～九四年間，生活用品的價格上漲達二～三倍。在這種情形下，政府收購生藥的價格卻依然不變，造成農民偏好栽種蔬菜等可比生藥賣更高價的作物，相對的農民對生藥的生產意願降低後，栽培面積也漸漸減少了。

但是生藥的國際市場行情，除了曾在一九九二年時跌至谷底外，到目前已漲至二倍左右，這樣下去，預料日本國內的生藥價格也會跟著上漲。

健保當局是依據政府規定的生藥價格來決定政策方向的，目前國內的生藥及浸膏劑的價格都是偏低的傾向，在這種情況下，萬一生藥的成本上漲了，那麼成本與賣價之間的差距便會縮小，難免產生健保當局無利可圖的情況，到時候使用漢方的醫院便會減少，說不定還會危及漢方的生存呢！

●吃「熊胃」是虐待動物？阻擋動物生藥買賣的華盛頓條約

一九九四年十一月十七日的朝日新聞晚報曾以「因華盛頓條約的後遺症，而找不到漢方藥的原料」為題，刊載了一篇短文。內容主要是指出以被認為其膽囊有強壯效果的熊為首，漢方藥的主要成分來源犀牛、麝香鹿等，通通被歸納為「瀕臨絕種的稀有動物」，並禁止商業交易買賣行為，目前想得到十分困難。

根據經濟部進口課指出，去年華盛頓條約所列管的動物生藥輸入量為零，各廠商僅靠著庫存而勉強維持著。華盛頓條約的正式名稱是「有關瀕臨絕種野生動植物國際交易條約」。條約的目的在保護瀕臨絕種的野生動植物。從一九七五年條約開始生效，日本政府在一九八○年正式加入。

一九八六年時，參加此條約的有四十九國，至一九九四年已達一百二十國之多，條約的內容主要將動植物分為三類來限制國際交易。其區分如下：

三區分（限制區分）

①附錄書Ⅰ：瀕臨絕種可能性高的，禁止商業交易（約四百九十種）

②附錄書Ⅱ：沒有限制交易的瀕臨絕種動植物（有出口國的輸出許可書，就可進行商業交易）（約二七〇種）

③附錄書Ⅲ：自我約束的交易限制（約八十種）

有的國家還列舉保留（條約的限制對象以外）項目。例如，屬①的動物有麝香鹿、犀牛、熊（馬來熊、喜馬拉雅熊、亞洲黑熊等）、鯨魚（抹香鯨、長鬚鯨等）。

以「越中富山成藥」出名的富山縣醫藥界，把國內消費量一半的熊膽囊（熊膽、胃），都在該縣內調合。

到了一九九三年三月附錄書修改成「強力限制」，使得輸入更加困難，只能依賴庫存繼續生產。胃腸藥業界的中堅——「熊參丸」的製造廠「松井製藥」當時曾緊急進口約一億圓左右（約一〇〇公斤）的熊膽庫存下來，經二年的消耗，目前庫存量只剩六十公斤。

該公司曾在富山市組成了中國視察團到北京訪問，其目的是期望中國政府當局能進行黑熊的人工飼養。中國當局表示：「我們已開發成功讓黑熊活著也可採取同效能膽汁的技術」，還有「人工飼養已上軌道，熊的數目相當多，足以供應該公司的需求量」。可是當局卻對該公司提出「這種進出口的養殖事業，最好先向國際華盛頓條約祕書處登錄」的建議，結果該公司對他們回答：「緩議」後就回國了。

以前歐美各國曾報導過中國以人工飼養熊，結果以「虐待動物」為由的抗議書信不斷寄來，達一萬封以上。

所以，這次中國當局為了慎重起見，實在不敢輕舉妄動。

像宇津救命丸（東京）是專治夜泣症、感冒等之日用常備藥，歷史已有四千年之久。但自從日本在一九八〇年加入華盛頓條約後，八種成分中的犀牛角遭到進口管制，不得已才以屬於附錄書Ⅲ中的鈴羊代替犀牛角。

令該公司最感氣餒的是，其中另一有效成分麝香鹿的分泌物麝香，雖經厚生省的指導，把含量降至三分之一，但儘靠著庫存支撐著，遲早會耗盡。宇津政利董事訴苦地表示：「這樣一來，只好改變長期遵守的製法，別無他途了！」

這樣的煩惱，到處可見，如韓國政府也明令禁止製藥公司使用犀牛角，台灣也禁止虎骨交易。使得各家藥廠都無法繼續使用這些原料。

對付這些條約所產生的後遺症，中國方面則想藉著人工飼養找出一條活路，其他還有各種動物生藥的走私也繼續不斷地暗中進行著。

●治療一千個患者需要十萬條以上的蛇

日常生活中常使用中藥的只有日本、中國、台灣、韓國、朝鮮民主主義人民共和國（北韓）這些東亞的國家而已。

根據一九九四年四月十二日的華盛頓通信，美國柯林頓總統眼見台灣無視於美國的警告，繼續進行著犀牛與老虎的交易行為，便決定採取一律禁止台灣方面進行野生生物品目的進口之方針，作為報復。

這是根據保護瀕臨滅種生物為理由所採取的貿易制裁措施。美國早就呼籲各國注意，一向在台灣和中國做為傳統漢方或強壯劑原料的虎骨和犀牛角的問題。

據說目前全世界野生的老虎剩下不到五百頭，犀牛也在一萬頭以下，因此美國方面發出警告：「放置不管的話，五年之內這些動物會滅絕。」並要台灣和中國當局停止這些動物的交易。

日本方面雖然也加入了條約，可是卻以要保護傳統的產業及確保醫藥品材料為理由，將麝香鹿、墨香鯨等十二品目從商業交易禁止品目的限制對象中保留下來。因此受到了國際輿論的批判。於是日本又在一九八九年針對麝香鹿撤回保留，開始禁止進口。

對不懂中國醫學的人來說，會很納悶為什麼一定非得使用動物來作藥呢？事實上，動物生藥隱藏著植物生藥難以替代的效果。例如，中國人以蛇作藥已有悠久的歷史，通常用來治療心臟及血管的障礙、風溼、癌症等，使用範圍十分廣泛。最近又用來治療屬於膠原病的紅斑性狼瘡，被確認九〇％之有效率。

在西醫方面，對於紅斑性狼瘡通常只用副腎皮激質素進行全身治療或免疫抑制劑的治療法而已，結果產生合併症而死亡的例子頗多，據說看到可用蛇來治療的文章後，要求治療的患者有一萬人以上蜂擁而至，根據估計，要治療這些患者，至少要十萬條以上的蛇才夠。

中國當局開玩笑地說：「堅持愛護動物立場的歐美人士，如果知道要用這麼多蛇來治病，一定以保護動物為理由提出抗議。」

像這樣能以特殊的動物生藥治癒困難疾病的例子不勝枚舉。這些靠中醫學克服難病的動物生藥問題，一旦扯上世界各國民族不同的風俗習慣時，就錯縱複雜了。

第六章

令人不安的中藥

中藥的純度問題令人不安又擔心

●隨著廠商不同各種浸膏劑中所含的生藥種類和藥量也不同

目前適用於日本健保的醫療用漢方製劑必須合於以下的規定：

①適合日本規格的生藥，②根據從前漢方藥的處方組合，③在GMP（有關醫藥品的製造及品質管理之基準）的限制下製成浸膏劑、製成藥劑，④按各種品牌訂定藥價基準），⑤生藥水煎的浸膏劑。最近這些新推出的新藥，可說是從原料到最終產品爲止，各層次都是按中藥煎劑的方式來製作中藥煎劑和漢方煎劑。若規格和製造方法與上述完全不同，必須經厚生省各層次慢慢地各個認可，才能通過而成為新藥。

如果是煎劑的話，原料是天然生藥，其品質上難免參差不齊。又隨生藥搗碎的程度，煎的液量，溫度、時間、調劑時的操作方法不同，品質也會不一樣。浸膏劑也是一樣，應儘量地調整為比較均質的產品，以便穩定地供給市場需求。

可是，中藥如果以一般的藥名如：小柴胡湯、柴朴湯等，來討論其有效性時，並沒有多大的意義。以「小柴胡湯」這個藥名來說，必須要使它明確化，到底依中藥煎劑的處方製造的煎劑，或是日本藥局裡賣的混合七種生藥而成的漢方煎劑，或是藥廠製造的漢方浸膏製劑。再說同藥名的浸膏劑，其中所含的生藥種類、含量等也因廠商而異，當然藥效也不同。

姑且不論中藥適用保險的問題，真正要討論浸膏劑的評價時，實在有必要指明是哪家廠商所製造的產品。

●有些惡劣的業者，到處兜售幾乎不含有效成分的生藥

至於作為漢方藥原料的生藥，在第十二號修訂的日本藥典（一九九一年修正）裡刊載著生藥一六五品目的品質基準，又在日本藥典之外的生藥規格（八九年改訂）中刊載八三品目，以利於品質的確保。

又關於漢方製劑的品質保證，厚生省也規定漢方製劑的基本處理基準。如果是漢方製劑，就必須根據浸膏製劑的GMP或一般用漢方生藥製劑的GMP為基準來製造。可是不管製作過程的管理多嚴，如果原料的品質參差不齊，或是在栽培過程或輸入時農藥的殘留量過多

，都難免令人擔心產品的品質。

尤其最近興起了一股中藥的熱潮後，隨著中藥消費量的激增，消費者被惡劣的業者兜售品質不艮中藥的危險性也增高許多。因為生藥的原料一向依賴進口，其成分、含量和無機成分等，也大多參差不齊，甚至也出現幾乎不含有效成分的原料。

表4　外國進口的生藥「麻黃」品種

產地	品　種	原植物
中國	束麻黃	E. sinica
		E. distachya
	散麻黃	E. equisetina
		E. intermedia
		E. spp.
	麻黃浸膏	從麻黃中提取？
俄國	俄國麻黃	E. equisetina
（包含哈沙克）		E. intermedia
		E. spp.
尼泊爾		E. gerardiana
		E. spp.
印度		E. gerardiana
		E. spp.

我們早已知道天然的生藥，其品質會隨著生產、栽培方法的不同而出現參差不齊的現象。此外，也有從不同種類的植物所獲得的生藥，卻以同藥名稱呼的例子。

另外諸如土壤的種類、散水的程度、施肥條件（圃場條件）、生長時的氣候條件、收成後的乾燥方式及處理方法等都是造成生藥品質不同的要素。

如果這些條件中任一項不同時，不要說有

效成分，連成分的組成和含量也會不一樣。

例如：麻黃已有各種品種上市（參照表4），其有效成分的含量被認為因品種而異。因此，實在有必要確立成分定量法並明確化規定生藥的同類植物，以便獲得有效成分均一的原料。

另外，市面上也有一些添加黃色色素的牛黃贋品，為了識別起見，也應該將色素的識別檢查列為藥方生藥的檢查項目之一。

有一段時間以非法交易進口的麝香成為報上的熱門消息，而事實上每年從香港合法進口的麝香只有二六・五公斤，其他有三六七公斤的麝香被認為是從原產地「中國」輸進的，但中國當局並不承認這個事實。

可見這些麝香是經非法途徑進來的，因此其品質也令人擔心。關於這點，在目前我能夠確保的生藥品質有限之狀況下（參照表5），單靠規制也無法解決問題。像目前大大依賴國外進口原料的方式，要怎麼獲得安全的生藥，也是今後漢方藥發展的一大問題。

表5　生藥的供需狀況

No.	生藥名	消費量(t)	國產量(t)	輸入量(t)	國產量／消費量(%)
1	甘草	5,710	0	5,710	0
2	茯苓	703	3	700	0.43
3	芍藥	1,085	185	900	17.1
4	大棗	800	0	800	0
5	生薑	6,005	5	6,000	0.08
6	桂皮	1,360	0	1,360	0
7	蒼朮	350	0	350	0
8	當歸	450	350	100	77.8
9	人參	756	40	716	5.3
10	半夏	901	1	900	0.1
11	陳皮	290	150	140	51.7
12	黃芩	131	1	130	0.76
13	川芎	450	450	0	100
14	柴胡	1,400	400	1,000	28.5
15	大黃	325	35	290	10.8
16	地黃	453	3	450	0.7
17	乾生薑	65	0	65	0
18	厚朴	105	100	5	95.2
19	澤瀉	300	0	300	0
20	桔梗	152	2	150	1.3

後藤 實　漢方研究　卷,1994年

●含水銀和砷並殘留著農藥的中藥

在一片中藥的熱潮中，又產生了另一新的問題。

原來在漢方的原料——生藥及外國進口的漢方藥中，竟被檢查出含有水銀和砷。據國民生活的資料顯示，由個人帶回國內的「牛黃清心丸」中，被檢查出含有一・二～三・二%的水銀，〇・三～一・二%的砷。

據專家表示，在中國，生藥裡加了這些礦物來使用並不稀奇，因此這些生藥可以在中國通行無阻，但到日本之後卻成了問題。

尤其是由個人帶入境的中藥，其成分、效能及使用方法等資訊不夠充分，一旦發生異常變化時，除非有豐富的專業知識才能加以處理，因此一般人要多加注意。

也有個案顯示，一些不肖的進口業者對這種重金屬參雜於藥中的情況視若無睹，仍照常進行買賣。

據某代辦進口公司表示，從一九八九年末到翌年五月左右，在未經許可的狀況下進口的「牛黃清心丸」，其中就參雜了水銀和砷。聽說這種藥對糖尿病十分有效而加以購買的人達八千人，業者的銷售額竟高達二億八千萬日圓之多。

因國內中藥熱潮而引起的另一問題是，中國栽培的藥草開始出現不足的現象。結果為了大量栽培，便大量使用以前未使用過的農藥。

例如，以滋養強壯效果受歡迎的高麗參，其有效成本多密集集中於根鬚的部位，而此部位正好也是農藥集中的地方，因而造成了嚴重問題。

因此，厚生省於一九九四年開始著手訂定高麗參含有農藥基準，預料不久將實施某種不適的人參取締措施。今後不僅是高麗參等生藥原料，凡是市售的中藥，都應對其農藥含有量，加以進行分析。

為何將中藥納入健保

●根本沒有舉出臨床資料，只靠政治力就將中藥納入健保的祕密

日本政府根據一八七四年的太政官令規定，只有修過西洋醫學者才可領有醫師執照，並明令禁止密醫的醫療行為。

因此，在江戶時代隆盛一時的日本漢方傳統便在一時之間消失了，而只靠著民間醫療的方式，勉強維持而已。

想不到今天中藥竟能再次與西醫學並駕齊驅，其主要原因在於一九七六年的中藥正式納入健保，而將四十三條處方收載於其內，使得中藥忽然復甦了。在以前健保中雖也收載了數種中藥，但其使用額一整年頂多才十億日圓而已。想不到一九七六年竟一舉成長為九十六億圓，到一九九二年更成長為二十倍，達一八五〇億圓，這是因一九八一年收載的內容增加到一四八條處方，才會有如此快速地成長。

一九七二年，搶先在中藥納入健保之前，首先有了北里研究所附屬東方醫學綜合研究所的設立，到了一九七七年又有了日本東方醫學會，是日本醫學會在傘下的社團法人所設立的，這些都是奠立日後中藥治療的基礎。

據說這一切都得歸功於目前專門供應醫院中藥，且占有八十％的市場供應率，一向生意興隆的津村順天堂。當時的董事長二代目津村重舍氏，找了慶應大學的前輩日本醫學會會長商量的結果，不費吹灰之力就實現了將中藥納入健保的願望，當時在厚生省和政界人脈豐富且擁有絕對權力的武見氏強調：「中藥已有數千年的歷史。」就這樣根本沒有提出原本認可新藥需要的各種臨床資料，就通過了。而且關於藥效、病名、及症狀等也按藥廠的申請照單全收，就這樣輕易地納入了健保。

●適用健保的中藥浸膏劑不如煎藥有效的理由

據說適用健保的中藥浸膏劑不如煎藥來得有效，實際上浸膏劑的有效成分只有三分之一～十分之一而已。因此，一九八五年厚生省表明除非浸膏劑也含有與煎藥同樣成分的七十％以上，否則不予認可，好不容易才改善了醫療用浸膏劑的品質。

一九八三年十二月，武見氏逝世，興起了一連串要將中藥從健保刪除的運動。當時厚生省正為健保的龐大赤字傷腦筋，而想從削減醫藥品費用方面來彌補。醫學界內外更交相指摘效果不彰卻硬要納入健保的中藥。於是趁著一九九一年三月，小柴胡湯的副作用問題浮現枱面之際，厚生省決定要重新評估供應醫療人士的中藥。

其實重估一般醫科用的醫療藥品的舉動，早在一九七一年就開始了，這次則是針對中藥一四七品目中占全生產額約四成的八個品目，進行與一般醫藥品相同方式的安全性及效能之二重盲檢法（Double Blind Test）的評估。

可是把「一面進行改善體質的治療，一面慢慢等待藥效出現」的中藥，拿來與西藥相提並論，令許多人感到疑惑，這也是今後厚生省在評估方法上值得商榷的地方。

日本人其實早就預料政府會有這樣的舉動。日本東方醫學會，關心中藥的醫師二五九一人為對象，進行調查。（回答人數一二四六人—四八％）（日本東方醫學雜誌三八卷二號、三號、一九八八年）。

調查結果如表6所示。常用的中藥劑中，效果最好的二十種，小柴胡湯仍排行榜首。

關於問卷中的問題「從何時開始使用中藥」，回答「一九七六年開始」的醫師占七十％

的壓倒性多數，由此可見是開始於中藥浸膏劑適用於健保之際。

關於「用中藥來治療那些疾病」，回答急性病部分的感冒症候群占二二%，胃腸炎十八%，膀胱炎八%；慢性病部分的肝病占十七%，支氣管氣喘九%，高血壓八%。

表6　常用的中藥製劑

回答數　4,189（複數回答）

		回答數	比率（%）
1	小柴胡湯	738	（17.6%）
2	葛根湯	449	（10.7%）
3	桂枝茯苓丸	413	（ 9.9%）
4	八味地黃丸	380	（ 9.1%）
5	小靑龍湯	330	（ 7.9%）
6	當歸芍藥散	271	（ 6.4%）
7	加味逍遙散	255	（ 6.1%）
8	柴胡桂枝湯	196	（ 4.7%）
9	補中益氣湯	188	（ 4.5%）
10	五苓散	145	（ 3.4%）
11	大柴胡湯	106	（ 2.5%）
12	柴胡加龍骨牡蠣湯	95	（ 2.2%）
13	桂枝加朮附湯	89	（ 2.1%）
14	半夏瀉心湯	83	（ 2.0%）
15	豬苓湯	82	（ 2.0%）
16	麥門冬湯	80	（ 1.9%）
17	半夏厚朴湯	78	（ 1.9%）
18	鈎藤散	71	（ 1.7%）
19	六君子散	70	（ 1.7%）
20	防已黃耆湯	70	（ 1.7%）
		4,189	

排名至第二十位為止（　）內的百分比是在排名前二十位中所占的比例。

日本東洋醫學雜誌　第38卷第3號（1988）

關於併用西藥的部分，令人意外的，在慢性病方面，「只用中藥治療」的醫師有二十％之多，「有時併用西藥」的醫師占六十％，「一定併用西藥」的占二十％，難道說中藥適用健保後，就沒有再併用西藥的必要了嗎？

至於處方的根據方面，回答根據「證和病名」的醫師占過半數的五八％，回答只依據原本中藥的處方基準「證」的有二八％，只靠「病名」來處方的占十二％。依這樣的數據來看，今後中藥想要更廣幅地納入健保，並與西藥周旋實在大有問題。

●為了輕而易舉地推銷浸膏製劑，藥廠推廣簡便的處方

在昭和初年製訂健保之前，大多數的人都到藥局或藥店買藥治病，隨著健保制度推行的普遍化，人人都到醫院去看病，使得藥局、藥店變得門可羅雀，只好兼賣一些雜貨以維生計了。在這種情形下，中藥店為了突顯自己和別家店的不同，便以特價的方式來推銷中藥或是賣一些治療藥劑，而中藥的浸膏劑也因處理簡便而大受歡迎。

因為不懂病名也無所謂，更不必學習醫學理論，只要「隨證治療」就可治病，這種中藥治病理論令藥局頗能接受。

可是事實上「隨證治療」的說法，只不過是多數的藥廠，為了更快推銷浸膏劑，而採用的「口訣中藥」而已（運用口訣傳授的中藥。例如，當歸芍藥散用來治療女性原因不明的腹痛；或得花粉症時，小青龍湯是最初的選擇處方，諸如此類等）。

對醫院推銷時，藥廠也是採用這種口訣隨證治療的方式及病名中藥（如慢性肝炎用小柴胡湯，過敏性鼻炎用小青龍湯等），如此推廣下去。

回顧這些情形，不難發現。浸膏劑的發明是為了作中藥的生意。當時廠商從殘留的中藥資料中找出最大公因數的處方，並製成了浸膏劑。為了推廣起見，再從古典的中藥資料中選擇出簡單的部分，加以重編成自己想要的內容。

後來隨著社會上興起一股對西方醫學不信任的風氣，及對西藥副作用的恐懼，人們才開始重新評估中藥，又加上前述藥局的情況，產生相乘效果之下，高唱「隨證治療」、「無副作用」的便是目前中藥的發展形態。

●接受外務員的推薦——這是中醫容易使用中藥的動機

實際長年參與臨床工作的中藥專家，是相當了解中藥副作用的情形的（例如，桂皮會引起過敏症、胃腸障礙、藥疹等）。但換成以藥廠為主導來推廣藥劑時，情況又大不相同了，從一九九四年發生的Solibuin問題就可了解。藥廠將藥劑的不利副作用刻意隱瞞起來，而基於營利的立場，強調其優點來加以推銷的情形，是不難加以想像的。

我曾經問過一個精通中藥的醫師，其開始使用中藥的動機。得到的回答是，以前西醫對於女性的更年期障礙、或不固定病訴的身心症，非常傷腦筋。

有一次，來了一個中藥廠商的外務員，推薦說：「使用這藥看看！」說完後便留下二、三種處方的浸膏劑。後來經一些患者試用後，表示有效果，就這樣開始使用中藥來治療患者了。

除此之外，有時也基於患者的偏好：「本來就對中藥較能接受。」無論如何，最初是根據藥廠給予的資料，來開藥劑處方的醫生也不少。另一原因是中藥比起西醫的新藥保險點數高，能賺較多的錢。

例如，大阪的某診所（不是醫院），醫生所開的所有處方裡都加了紅參（高麗參蒸過後，加工成紅色的生藥），每個月消費的紅參有一噸之多，以當時的藥價計算，單靠紅參，每個月就可獲利三千～四千萬元的日圓。

●雖是同名的製劑，適應症卻不可思議地因廠商而異

能夠適用健保的中藥，當然限於健保收載的範圍內，健保當局必須從衆多的中藥中選擇適用的納入健保。每一種藥的效果，在保險中也加以規定了，因此，每一種藥只能在限定的效能內使用。即使醫師判斷這藥對某種病症有效，卻因保險中未登記這種病症而無法使用。所以，健保的範圍和實際的診療上確實有不少的差異。

此外，因為醫師只能在保險診療認可的適應症範圍內，進行診療，所以常為了診療報酬明細表上的病名欄該怎麼寫而傷腦筋，也難怪一些醫師只根據中藥醫學的「證」來治療，因為萬一老實地填寫，經健保當局審查後，就沒有辦法通過了（參照表7）。

表 7　塡寫在健康保險的診療報酬明細表上的中藥，經過健保基金會及健保公會的審查後，有無被退回、減點或刪除的經驗

回答數　1,198

	回答數	比率%
a.沒有	867	(72.3%)
b.有	332	(27.7%)
	1,199	

如果有，理由是

回答數　404（複數回答）

	回答數	比率%
1.過多（例：1日7.5g等）	223	(55.2%)
2.不適用	89	(22.0%)
3.其他（例：和西藥併用等）	65	(16.1%)
4.經辦規則外（例：開28天份的藥等）	27	(6.7%)
	404	

又有一些先後由不同藥廠出品的製劑，雖然藥名相同，但適應效能卻不同，結果產生了除非指定是那家藥廠出品的藥劑，否則就無法適用健保的矛盾現象，而且同樣名稱的製劑，出品的藥廠不同時，有時適應症也會不同，必須看情形來選擇適合的藥劑。

例如，最受歡迎的人參，就有各種不同症狀的處方，小柴胡湯也不例外。

●同樣是小柴胡湯，適應症卻因廠商而異

・**太郎**——胸和側腹沈悶，易疲勞，微熱，寒熱交互，食慾少，時而有舌苔，伴隨噁心、嘔吐、咳嗽等症狀。適應症：感冒、支氣管炎，支氣管氣喘、肋膜炎，胃腸病、胸部疾病、肝病等消耗性疾病的體力增強、腎臟病、貧血症、腺病質。

・**三和**——①微熱、頭痛、頭暈，疲勞、倦怠感、微熱不退或寒熱交互、伴隨咳嗽等症狀……感冒、支氣管炎、支氣管氣喘、痲疹。②胸和脇腹有壓迫感、嘔吐、噁心、伴隨腹痛、舌有白苔、胃部沈悶、食慾減退等……肝病、胃腸病、害喜。③屬腺病體質，易疲勞，缺乏抵抗力，體力恢復慢等……腺病質的體質改善。

・**津村**——體力中等，上腹苦、脹，有舌苔、口裡不舒服、食慾不振，有時微熱、噁心

等……各種急性熱性病、肺炎、支氣管炎，感冒、胸膜炎、肺結核等的結核性諸疾病的補助療法、淋巴節炎、慢性胃腸障礙、肝機能障礙、產後恢復不全。

可見如果是感冒之類的疾病，則無論哪一家藥廠的小柴胡湯都可適用健保，但如果是貧血症及產後恢復不全的症狀時，就必須指明用哪一家藥廠出品的小柴胡湯，方能適用健保。

●同樣是葛根湯，適應症也因廠商而異

感冒時經常使用的葛根湯，情形如下：

・**太郎**——頭痛、發熱、惡寒、不自然的發汗，頸、肩、背等酸痛的症狀，下痢……感冒、流鼻水、蓄膿症、扁桃炎、結膜炎、乳腺炎、溼疹、蕁麻疹、肩酸痛、神經痛、偏頭痛。

・**三和**——比較有體力患者的頭痛、發熱、惡寒、不自然的發汗、肩和背酸痛……感冒、流鼻水、扁桃炎、中耳炎、蓄膿症、結膜炎、乳腺炎、肩酸痛、腕神經痛。

・**津村**——不自然的發汗，伴隨頭痛、發熱、惡寒、肩酸痛等：比較有體力患者的如下症狀：感冒、流鼻水、初期熱性疾病、炎症性疾病（結膜炎、角膜炎、中耳炎、扁桃炎、乳腺炎、淋巴節炎）、肩酸痛、上半身神經痛、蕁麻疹。

因此，患溼疹時不能使用三和及津村藥廠的葛根湯，如果是蕁痲疹時則不能使用三和的產品。

另外，關於健保支援基金的診療報酬明細表的審查，也因府縣而異，甚至出現縣規定中藥治療的原則，只認可一病名一製劑，而不承認併用西藥的情形。

結果受到這樣的多方限制，使得現實情況想以中藥治療變得不可能。

今後，中藥想適用健保，必須要建立配合現實的診療，中藥治療獨自之診療報酬體系。

對中藥無知的日本醫師

●依賴藥廠情報的日本醫師令患者不安

目前，日本的大學幾乎沒有一家開設有關中藥治療的學科，因此即使有志學習中醫的人，也不可能在正規的學校中獲得充分的中藥知識而畢業。由於有關中藥的基礎教育不夠，因此根本不了解什麼叫「證」？什麼是「陰陽」？所以只好閱讀藥廠的說明書或中藥的教科書。許多有意使用中藥的醫師，因基於浸膏劑適用健保的理由，便參加藥廠主辦的講習會或東洋醫學會主辦的講習會，以自學的方式來研究中藥。

在這種情形下，大部分的醫師難免受到藥廠的情報所影響，被不當的藥效宣傳所誤導，或對副作用過於忽視。

二次大戰後，開辦全民健保至今已三十餘年，目前一般的民衆也開始關心起醫療，從以前，看醫生、領藥就了事的時代進展到唯醫療內容、品質是問的時代，患者開始懷疑全民健保所帶來的，泡在藥裡的現代醫療制度，並對西方醫學開始抱持不信的態度。在社會上興起了一股對中藥開始重估的風潮。但依日本中藥的現狀而言，並無法充分回應一般民衆的要求。凡是合乎「證」，任何疾病都可以用藥治好的「隨證治療」原則，即使不懂難以理解的病名，不用研究醫學理論，照樣可以治療，如此方便的方式有利於推廣中藥。

這種方便的中藥推廣方式，也是藥廠當局迅速推銷中藥的有利手段。目前使用中藥治療的醫師，處方的根據大多來自藥廠的情報，在這種情形下，患者難免對一些藥物方面的危險資訊一無所知，而醫師和藥廠方面，也只以他們自身的利益為優先考慮。

目前使用中藥治療的醫師，大多不是中醫學方面的專家，更何況能夠充分說明中藥副作用的醫師，更是寥寥無幾。

事實上，我問過以中藥治療的醫師，他們開始使用中藥的動機，所得到的回答大多是：「因為婦女病沒有好的治療方法而傷腦筋時，在藥廠業務員的推薦下開始使用中藥，想不到竟然有效。」或是：「我對中醫學感興趣。」

●醫學雜誌的資訊令人懷疑，背景可能有藥廠的利益輸送

藥廠方面並非完全沒有了解中藥副作用，他們擁有專門學問，而長期進行臨床實驗的中藥專家。但以藥廠為主導，使用的中藥浸膏劑，早就使一些長期從事於中藥治療的中藥家懷疑其效果。

製藥公司為了推銷自己的產品，大多會詳細說明其有效性，但對其副作用卻不肯說明。因此，除了自己有途徑得到有關於副作用情報的醫師，大部分的醫師都無法得到除了藥廠所給予的以外的資訊。即使自己肯努力研究中藥的醫師，頂多也只能參考其他同業者的意見，或是看看醫學雜誌的報導而已。（參照表8）可是這些醫學雜誌卻相當令人詬病，因為它們的出版公司通常是藥廠的關係企業，或由製藥公司直接經營，或是乍看之下和製藥公司完全

表 8　圖1處方新發售的醫藥品時，你重視的是哪種資訊？

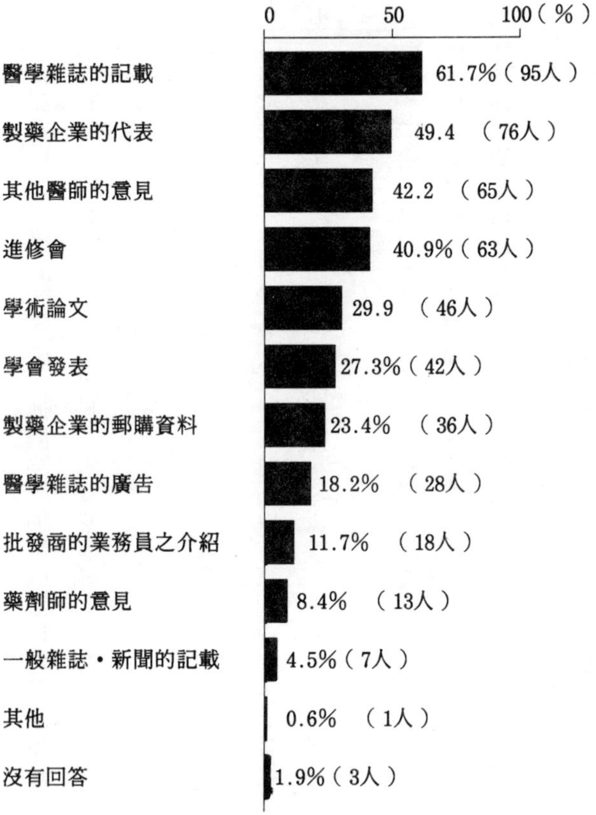

（從本雜誌讀者約十萬人中任意抽出五百人作意見調查，回答率30.8%，調查時間93年10月）

日經醫學雜誌　1994年1月10日號

無關，卻和製藥公司設在同一個地點，實際上是由製藥公司出資經營的。這樣一來，雜誌上根本不會刊載有關藥的真正情報。可見，製藥公司和醫師之間的利益輸送，早已根深蒂固。

目前，很多臨床治療上也開始使用中藥浸膏劑或煎藥。因此與西方醫學併用所產生的醫療誤差問題也一定會增加。在中藥重新受到重視的現在，但願能早一天設立正規學習中藥的地方。

●目前根本未進行能夠證明中藥有效性的研究工作

一般醫生在引進新藥來治療時，通常會從那裡取得相關的資訊？有的醫生會參加由醫師公會定期主辦的講習會，有的會出席製藥公司的講習會，或是聽取製藥公司推銷員的意見。根據調查發現，凡是醫學雜誌上所刊載的各種情報，甚至廣告，都成為醫師們的重要資訊來源。

但不幸的，關於中藥的科學評價之論文，連在專業的醫學雜誌上都少之又少。關於中藥的評估，大多只採取隨機抽樣和二重盲檢比較試驗來測定其有效性。可是關於中藥的效果試驗的客觀方法比西藥的檢測卻相當少。而大部分的論文都是在說明使用某種藥治療某種病，

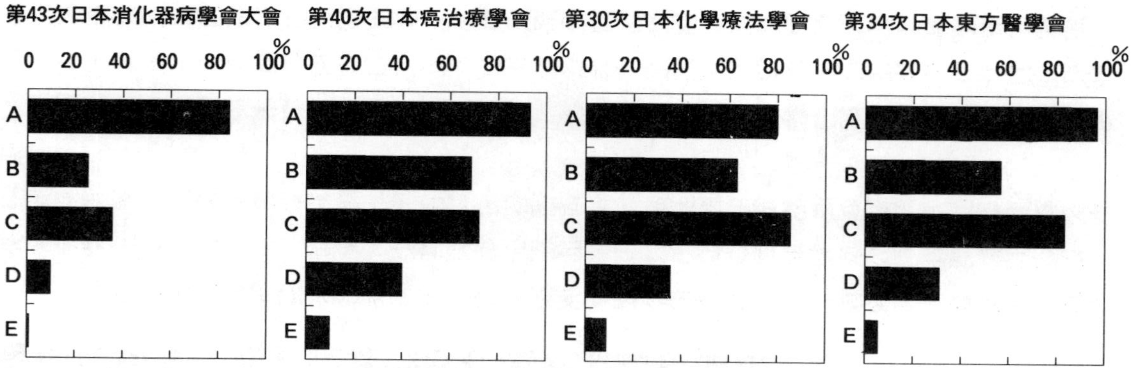

A：患者定義（對象患者的種類，選擇的客觀性）
B：治療定義（處方內容、投藥方法、期間）
C：評價方法（治療效果判定方法的客觀性、重現性）
D：比較試驗（比較對照群的設定）
E：隨機化（各群畫分的隨機化）

圖 2　1992年度學會報告的品質調查

以一般演講題為對象，只收集統計在主旨專輯中有記載醫藥名稱者。

（摘自Mediapex • No.4.5.16.17.1992）

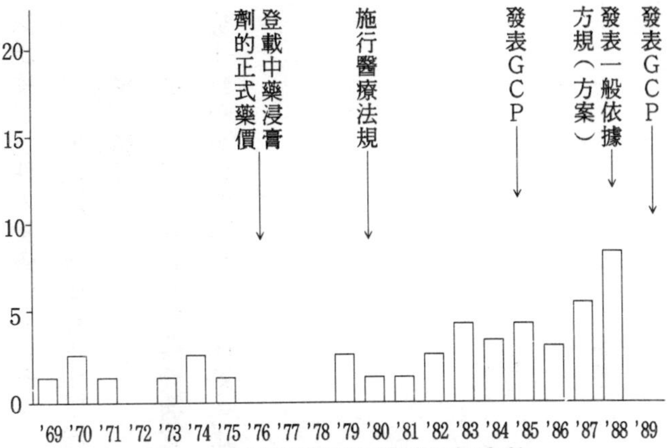

圖3　中藥的臨床比較試驗報告數

結果病就治好了或減輕許多，因此認定這種藥十分有效。這樣的說法，大多完全忽略了患者本身對疾病的自癒能力。在這種情形下，即使報導了藥與藥之間效果的比較或對副作用的客觀評價，也不曉得其正確度到底有多少？

圖2為一九九二年的學會報告內容。目的在表明學會所作的報告到底以什麼方法來調查，結果發現根本沒有取得作比較需要的對照群，也沒有記載藥的處方內容和投藥根據，或實驗時沒有採取隨機畫分等客觀方法的也很多，其中日本東洋醫學會的報告和其他學會的報告比起來差了許多，顯然看得出試驗時沒有取得比較對照群或試驗時沒有採取隨意畫分的客觀方法之報告相當多。根據這種不重視臨床試驗所列舉的藥，其有效性令人懷疑，這樣一來，好不容易做的臨

床試驗，也使人覺得毫無意義。

雖中藥的臨床實驗報告年年增加，可是一年內平均仍不到十件，比起西藥，未免太少了。（參照圖3）

我認為日本無論在中藥的消費量或金額上，都可能排名世界第一。但相反的，中藥的研究工作或客觀評價卻付之闕如，這種情況對中藥治療的未來來說，實在是太不理想。

第七章

中藥和民間藥的不同

哪些民間藥對哪些病有效？

●雖說是民間藥，一知半解的知識要不得

所謂「民間藥」是指自古民間代代相傳的處方，大多使用比較易取得的藥草等製成。大部分使用一種草藥來治療某種症狀。例如，便祕時煎蕺菜來喝；止血用艾草；要增強體力可吃大蒜。至於使用的方法或用量也沒有嚴格的規定。一般的民間藥，大多用於較輕的症狀或增強體力時，以維持健康。

因此，沒有醫藥常識仍可使用，長期使用也沒有副作用。話雖如此，後面將敍述，在住家附近山中採野生的福壽草根煎飲而中毒死亡的例子，所以憑著一知半解的常識來用藥，實在要不得！

所謂的中藥，使用的原料不一定限於身邊可輕易獲得的，而是需要好幾種原料組合在一起，以便顯現一定的效果。

根據醫學體系加上長久的歷史和經驗，使用生藥的量也有嚴格的規定，因為使用方法一旦出了差錯，不但病治不好，還會產生副作用。

因此，即使是中藥也不能輕易使用，必須找可靠的中藥藥局和醫師處方，更何況有些人出國旅遊時，在中國或韓國買回的藥，實在不能輕易使用，下面列舉容易採取到的民間藥，或許可獲得良好的治療效果。

・**大蒜**　有抗菌作用、殺菌作用，可驅除寄生蟲及預防食物中毒。其強烈抗菌力可治療香港腳。又因對葡萄球菌和連鎖球菌有殺菌作用，因此對這些病菌所引起的膿疱病也相當有效。此外，大蒜也具有強精、強壯作用，也有提高免疫力和皮膚抵抗力，及預防高血壓和動脈硬化的功效。

也有因特異性皮膚炎，而吃大蒜或當沐浴劑使用，使症狀減輕的例子。如果是小孩或胃腸虛弱的人，必須加熱後才可使用。有眼疾或視力衰弱的人禁止服用。

・**艾**　當艾絨的原料使用，有殺菌及抗菌作用。生艾絞汁有止血、鎮痛，止瀉等功能，對切傷、食物中毒、腹痛、下痢等症狀有效。其乾燥的葉和莖對子宮出血、感冒、咳嗽、痔瘡等有效。因具有收斂作用，可防止細胞和血管的老化。把乾燥的艾當入浴劑使用，對過敏性皮膚炎和腰痛也有效。

・**柿**　有退燒、止血、整腸作用。在柿的澀味中所含的柿澀丹寧質能提高血管的透析性而使血壓下降。柿的葉子泡成茶對婦女病、腹痛、膀胱炎等也有良好效果。此外，也可當利尿劑和止瀉劑使用。

・**車前草**　有優異的消炎作用和利尿作用。對於咳嗽、浮腫、腫瘍、輕感冒、慢性腎炎等有效。

・**山芋**　雖然與長芋相似，但可做中藥使用的是山芋。黏黏的山芋分泌物中含有粘蛋白的成分，具有提高蛋白質吸收力的功能。對於滋養強壯、健胃整腸、止咳、胃下垂、懼冷症、頻尿等也有效。含有多量的氨基酸、消化酵素，氧化酶等酵素。此外也有潤滑肌膚的作用，對於乾燥的肌膚有良好效果。

・**木梨**　可止咳、恢復疲勞、對於疲勞時就氣喘發作的人也有預防效果。其蘋果酸，蓮藕酸含量十分豐富，雖然很香，但不能生吃。可釀成水果酒或醃糖。預防害喜或嘔吐時要用生的果實。

・**銀杏**　有改善頻尿，吐痰困難或止咳的效果，如果生吃會引起中毒。所以必須燒烤果實或煮湯來喝。小孩生吃五個左右就會引起中毒！即使加熱了，吃太多也不好。

・**蘿蔔**　生蘿蔔有冷卻作用，可抑制鼻粘膜的發炎。蘿蔔米包在紗布中，塞住鼻子對鼻塞有效。含多量可分解澱粉的澱粉酶，也有促進蛋白質、脂肪消化之作用。對健胃、幫助消化、宿醉、噁心、胃下垂等也有效。蘿蔔葉曬乾放進浴槽中，於坐浴時使用，對白帶、懼冷、陰部搔癢有效。

・**蕺菜**　有治療傷口或消炎鎮痛的效果。此外，也有整腸通便之作用，可研磨其生藥，貼於患部，或事先煎好乾燥的葉和莖，於空腹時加熱飲用。因有良好的解毒作用，才取名為Dokudami（Doku為日文「毒」之意）。具有消炎作用，利尿作用及通便效果。

蕺菜是含鈣豐富的藥草，其獨特惡臭來源的成分，對動脈硬化有預防效果。其抗菌性相當強，對白鮮菌、葡萄球菌、淋菌等有效，甚至比磺胺製劑效果更強。將其乾燥物放入浴盆中，對過敏性皮膚炎和膿疱病也有效。可研磨其生藥貼於患部，或煎其乾燥的葉和莖，於空腹時加熱飲用。

・**蔥**　因有發汗作用，對於剛感冒還未流汗時，或伴隨頭痛的症狀有效。冷虛引起的腹瀉也可使用。關節腫痛時可煎汁熱敷於患部。

・**薑**　有解熱作用，抗痙攣作用、鎮咳作用。還有很強的使身體溫暖之作用，對於冷虛所引起的頭痛，下痢、下半身酸痛也有效。

・**紫蘇**　對切傷、宿醉、香港腳、止咳、鎮靜、解毒、利尿、蕁痲疹等有效。可溫潤胃腸、改善大、小腸之功能，對冷虛所引起的腹痛和下痢也有治療效果。因有調氣作用，可用於因壓力所引起的食慾不振和胃腸虛弱。其香味也有促進胃液的分泌和增進食慾之功能。

・**梅**　抗菌性強，對膽炎和膽結石的發作有效果。具有促進膽收縮及分泌膽汁之功能。對於下痢，尤其是細菌性的下痢有效。

・**柚**　柚油有抗炎症作用，對關節炎和神經痛有效，以柚泡澡效果更佳。

・**薏苡**　有消炎鎮痛之效果，能改善血液循環及促進水分代謝，也能改善易疲勞的體質。於十月左右採取薏苡，除去果皮和種皮後曬乾，可煎藥或煮粥。

・**無花果**　其果實可活化胃腸之功能，促進通便。從其果實和葉中分泌出的白汁有止痛效果，疼痛得厲害時，可將其煎汁用紗布敷於患部，於泡澡時使用也有效。

中藥口服液的效果令人懷疑

●以名演員作廣告而十分暢銷的口服液

目前維他命劑和口服液被認為是暢銷商品，據「藥局新聞」所作的「零售藥業調查」顯示，所有的醫藥品中，口服液所占的銷售比率，一九八二年前為十八%，一九八七年二四點七%，一九九二年口服液（一〇〇ml）和迷你口服液（二十～五十ml）共計超過三十%，可見口服液已占醫藥品消售額的三分之一。

現代口服液開始普及化，是電視廣告初次促銷的「Lipo Vitan D」（大正製藥）。在那之前口服液都以裝在十～二十ml的小玻璃管為主流，很多人也許還記得用心形的小鋸子將玻璃管切開，然後再放進吸管來喝。而「Lipo Vitan D」則使用一〇〇ml容量的有蓋式瓶子，可說是現代口服液的先驅。

一九六四年時，「Lipo Vitan D」邀請當時紅透半邊天巨人棒球隊的王貞治，隨著巨人棒球隊的風靡一時，銷售額也節節上昇。目前其銷售額仍排名第一，近乎成為全民口服液，緊跟著「Lipo Vitan D」之後推出的還有「S杯」（SS製藥），「Theovitan Drink」（大鵬製藥），「Guronsan強力內服液」（中外製藥）等。

如此靠著電視廣告的普及，便逐漸開拓了喝口服液的年代。到了一九八五年，當時大受歡迎的笑星田守擔任「黃帝液」（佐藤製藥）之電視廣告主角，之後「黃帝液」便成為年輕人之間流行的暢銷口服液。

後來，包括「Samon」（大正製藥）「Alinamin」（武田藥品工業）「Regain」（三共）等，靠著演員拍攝的電視廣告來推銷的口服液亦絡繹不絕推出。甚至一瓶賣價超過一千日圓的口服液也大量暢銷。

到了一九九五年一月，日本政府為了緩和藥品限制，「Lipo Vitan D」，「Alinamin A」，「Regaine」，「新Gromont」被排除於藥廠可向零售業者指示銷售價格重售的二八種指定品目之外，根據公平交易委員會的調查發現，以前被重售指定的商品，以藥廠出貨的數據而言，高達一五○○億日圓。

據一九九五年二月十七日的日經新聞報導，為了響應重售指定解除的措施，各藥局一律對以往一直維持固定價的「Lipo Vitan D」加以降價。

例如，以神奈川縣為中心，經營藥局連鎖店的「Shack Kimisawa」到去年秋天以前，「Lipo Vitan D」一直是按定價（十支，連消費稅一五〇〇日圓），結果年底開始降價，目前平均一般的消售價格為一一六六日圓（消費稅除外）。

聽說在消售激烈競爭的地區，也有賣九八〇圓的店鋪。例如，太陽藥局開始以九八〇圓出售之後，一月的消售額就比去年同月增加了五倍之多，又像一般的藥局，例如，在靜岡市經營三家藥局的馬爾塞藥局，到去年底為止一直是按「Lipo Vitan D」的定價來出售。但目前定期設定不同價格來出售，分別為一〇五〇、一一五〇圓，到了拍賣日就賣九五〇、九八〇日圓。可見暢銷商品——口服液之價格已遭破壞，但因補貨的成本仍不變，據觀察家認為可能招致經營的惡化。

●本來當清涼飲料出售的「Oronamin C」

原本口服液既不是治療藥，也不屬於醫藥品，最先推出的口服液是標榜清涼飲料的「Oronamin C」，曾有一段時期政府完全放任不予管制，到了一九六八年，厚生省開始出面管制，還把口服液升格為醫藥品，如此被納入醫藥品的口服液，被規定必須載明成分、含有量、效能、效果、用法、用量等項目，且除了在藥局和藥店之外，其他單位不得販售。

但以醫藥品和清涼飲料之間，效果和成分之差別而言，這些規定之合理性，實在令人大大地質疑。

例如，「養命酒」如果由藥局出售的便是屬於醫藥品的「藥用養命酒」，若換成酒店出售的就只是普通的烈酒而已。但事實上，其不同點就只是藥局出售的「養命酒」，標籤上有藥用記載：效能、效果、用法、用量而已，其餘根本沒有兩樣。

後來為了醫藥品和食品的分類，政府又決定根據「四六通知」，也就是一九七一年六月一日的厚生省藥務局長通知關於「未批准未許可醫藥品的指導管理」為原則，開始進行取締。在該通知中，仔細列舉了每一成分，詳細說明○○有成分是藥品，△△成分可做為食品流通。後來經修定為「六二通知」，一直延用至今。

其實，這項條規有許多令人無法苟同的地方，例如，衆所周知的，咖啡和綠茶中含有咖啡因，但實際上咖啡因是有毒的劇藥，平均人的每一公斤體重喝了二○○mg的咖啡因，即會引起急性中毒，其毒性為阿司匹靈的五倍，用這樣的比率來計算，如果一次喝下五○杯的咖啡，大人也會中毒猝死。想不到條例中卻將咖啡因列為可流通的食品，而葛澱粉的原料及生藥——葛根，卻被納入醫藥品。

像這樣的例子不少。

最近興起了一股藥膳熱潮，但以中國為首，包括外國的食品和酒中含有很多厚生省規定為醫藥品的成分，因此受到日本醫藥管理之限制，不易進口。

中國不愧是中藥之原產地，不斷向各國出售大量浸了中藥的藥酒。一般人民也可輕易地以喝藥酒來維持健康。可是如前述的情形，日本方面卻難以進口。以中藥家的眼光來看，這樣的情形實在相當遺憾，因為如果懂得使用中國的藥酒比市售的口服液有用多了。

●口服液的藥效成分不到一%，幾乎都是酒精和咖啡因

目前市售的口服液之基本成分，幾乎都是酒精和咖啡因。基本上，其中所含的維他命和生藥成分量越多，價格也越昂貴。但如果認定價格越貴藥效越強，其實也未必。因為雖然多了一些藥效成分，卻不能出現價格差距的藥效。

因為酒精在生藥成分抽取的過程中是不可缺少的，其可促進藥效成分的吸收。衆所共知

的，咖啡因有興奮作用，因此喝下口服液之後，一般人都會精神為之一振，這大多是酒精和咖啡因的相乘效果。

此外，咖啡因有累積性，隨著服用量和持續服用期間的增加，效果會降低，如果持續服用口服液，不久之後，瓶數就必須增加才能達到原先的效果。再說不管價格多高的口服液，其成分除了咖啡因和酒精之外，真正有效的藥效成分根本不到一％，更不用說要達到滋養強壯的功效了。

如果真的想達成滋養強壯之功效，還是要自己買生藥浸在酒精中釀成藥酒。最近連上補習班的小孩都服用口服液，但歐美各國對小孩攝取咖啡因的限制卻比日本嚴格許多，因為咖啡因之類的刺激物，的確會對小孩的神經系統造成不良影響。

再說咖啡因本身根本沒有消除疲勞的藥力，只不過暫時使神經興奮，而產生不疲勞的假象而已，等假象消失，藥效告終後，身體反而比以前更疲勞，因此，小孩喝口服液實在大有問題。

危險的民間療法，不但產生死亡事件也引發嚴重副作用

●服用福壽草後，妻子死亡，丈夫住院的案例

德島縣沒有工作的A先生夫妻（都是七六歲）因到家附近的深山採取福壽草根煎汁喝，而發生妻子因心室性不整脈死亡，丈夫也因藥物中毒而不得不入院治療的事件。福壽草之根含有多量的劇毒物質，有人認爲對高血壓有效，也可做強心劑，而在民間療法中被使用，A先生夫妻從八年前罹患了心臟病和糖尿病，而從朋友口中得知此種療法，便很快地採取了福壽草根，放在茶壺中煎汁而喝。太太先喝了二茶杯量（約一八〇ml），後來丈夫也一起喝了。不久之後，就因苦悶而開始嘔吐。

即使沒有產生這樣急性的副作用，其他的民間療法也有發生各種副作用的例子。

市面上販售的瀉劑中，常含有一種用來治便祕的中藥成分（Senna」，受到年輕女性節食者的歡迎，可是小野藥品公司生產的瀉劑——「Soruben」中卻具有與「Senna」同樣的

節食藥效與化學成分的蒽醌（anthraquinone），但此種藥品已因有致癌之可能性，而被勒令停止製造及販賣。既然「Senna」具有類似的化學構造，那麼也有致癌的可能性了，最好能避免長期服用。

本來中藥就應該配合症狀以複合的素材來處方，並迴避各種副作用為原則。

自古在民間療法中經常都是輕易地使用一種知名的中藥草即可，其方便性受到大衆的歡迎，但任何藥的成分中，或多或少都會有毒性，如果用法不對，可能就適得其反，因此以外行人的經驗來判斷，長期服用實在相當危險。

下面列舉外行人不可輕易使用的藥草，馬醉木（杜鵑科——莖葉可作殺蟲劑使用）、洋地黃（芝麻葉草——可做心臟病治療藥）、鈴蘭（百合科——強心作用）、朝鮮杜鵑花（茄子科）、毒水晶花（毒水晶花科——果實含有劇毒）、芥草（芥草科）、毒芹（芹科——痙攣毒）、莨菪（茄科）、山附子（毛莨科——可做中藥使用）等。

第八章

變遷中的中藥

隨著化學技術的發達，副作用、生藥改變藥效也改變

●化學方面忽略了生藥的重要要素「味、香、外觀」等的品質評價

中藥療法是使用生藥的治療法，因此不難想像生藥的品質不同時，治療效果也會改變。江戶時代末期的內藤尚賢（中藥醫學家），在其著書『古方藥品考』（一八四二年）的序文中寫著：「從唐宋以來，藥物的種類增加一五〇〇種，其優劣真假，參差不齊。另外，許多從前所謂的進口藥品，在一時之間都變成了低劣品，甚至也有人以賣假貨來欺騙他人的例子。

許多商人明知是假貨卻照賣不誤，而一般的醫生也把藥物全部委託給商人，凡是生意人提供的藥材都照單全收。近來古醫道的學問盛行一時，假定處方適合於患者，可是藥品不真，那能得到效果，因此我常憂心，藥效實在不能委之於方劑的情形。

任何藥品應以本經、別錄的古訓為宗，參考名醫哲匠的論說，以明白其效用。再比較其

優劣，分辨其真假，努力避免差錯……」

中國古時候的陶弘景本草學家曾說過：「諸藥生產的地域之正確範圍分別有限……國土遷到江東之地後（長江以南之江蘇、安徽），只有極少的雜藥從此地產出，但無論是藥力、性理等到底比不上從前中國的真貨……。因為交通受阻，只好全賴歷陽（安徽和縣）的當歸和錢塘（浙江省錢塘縣）的三建，除此之外別無他法。這樣一來，根本無法得到預期效果的道理。因此療病的成績不及以往的原因就在此。」

可見無論日本或中國的生藥，自古即大有問題。

例如，在地廣物博的中國，不同地區生產的不同種類的植物，卻有相同的稱呼，像叫「白頭翁」的生藥就有十幾種之多。此外，有的植物隨時代的轉變也被作為生藥。

像川芎這種生藥在江戶時代從中國傳到了日本，但那種植物只是類似川芎，後來日本卻把和中國不同的植物稱為川芎。許多日本新開發的生藥（當歸、黃連、厚朴）等，也都使用和中國不同的植物。到了最近，生藥的狀況又起了大的變化。

在一九七六年時，中藥藥劑頭一次訂定了標價，當時約有九五億日圓的生產量，到了一九八〇年，約為四五〇億圓，一九九〇年約為一七一〇億圓。（圖—4）

圖4　市場規模的變化

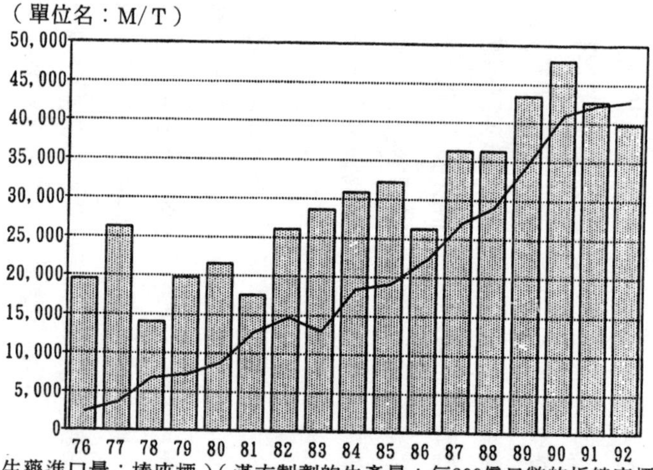

（生藥進口量：棒座標）（漢方製劑的生產量：每200億日幣的折線座標圖）

隨著這種趨勢，生藥的輸入量也成長二倍以上，在此情形下，以前透過生藥批發商流通的生藥，卻變成由製藥公司等用戶直接到產地去收購，而以穩定的消費量和資本做為後盾，使生產量大增。

這樣的趨勢意味著經手生藥的眼光，由以前經驗的評價（味、香、外觀）轉為化學的品質評價。另外，需要量增大的生藥，單靠野生品的採集並不足以應付，所以栽培品大增。例如，有一種屬於靈芝科的毛蕈，長在松根的叫茯苓。

在近二十年間，從一〇〇％的野生品轉為八〇％～九〇％的栽培品。結果才出現了，「最近的茯苓（中國栽培品）煎過後就浮出水面，和以前沈入水中的茯苓大不相同。」

從前醫院中常用的處方小柴胡湯中的一種生藥——島柴胡，必須栽培二年，才能成為商品。經化學成分分析的結果，一年生的和二年生的並無差別，又隨著栽培技術的進展，發現一年也可栽培成可使用的粗度，因此，目前的島柴胡栽培一年就可商品化，這些栽培方式改變的柴胡和茯苓，經成分調查並無差別。事實上，古今的生藥並無大的差別，關於藥效也無明顯差異，只是外觀上大不相同。

例如，芎窮原本在中國各地都有生產，但因四川省出產的品質最佳，才取名為四川芎窮，略為川芎，以和別地出產的芎窮加以識別。在中國其品質很安定。

隨著化學評價之占主流，使得生藥流通的基本來源也大為改變。有的生藥可以從別的地方進口比中國更良質更便宜的品種，比較現在與一九五五年常用的生藥產地，就不難看出這二、三十年的變化情況。（表9）（表10）

從前生藥的素材是透過採集、加工、鑑定等過程，材料的製作到處方的運用、煎法等各種經驗的累積，來發揮治療的力量。如今中藥的大環境改變了，中藥本身的形態也不得不加以改變。

當歸芍藥散	當歸	芍藥	川芎	茯苓	白朮	澤瀉
1955年左右	日本	日本	日本	日本	日本	日、中、鮮
現　在	〃	〃		中、朝鮮	朝鮮	中

小柴胡湯	柴胡	半夏	黃芩	人參	生薑	大棗	甘草
1955年左右	日、中	中國	中國	日本	日本	日本	中國
現在	中國	〃	〃	〃	中國	中國	〃

表9　處方中生藥的產地

①
日本黃連→中國黃連
②
韓國延胡索→中國延胡索
③
橙枳實→八朔橘枳實
④
日本黃柏→中國黃柏
等
植物來源的變化

表10

●中藥雖受到全世界的矚目，但治療效果各國評價不一

目前，中藥不但在日本受到重視，也受到全世界的矚目。例如，WHO（世界衛生組織），曾在一九七八年的阿馬達宣言建議各國引起經證明有效的傳統中藥。繼而在一九七八年的第四回（東京）與一九八九年第五回（巴黎）的國際醫藥品行政會議，召開了國際性關於傳統藥的限制之檢討會議。經第六回的渥太華會議才決議了三個法規：「關於評估生藥作成之生藥製劑的品質、安全性、有效性及實際使用的指導法規。」「關於確保生藥品質的指導方針」及「評估生藥的安全性和有效性評價所須的研究之指導方針。」

至於中藥的原產地中國，也從一九七八年開始依序訂定有關新藥的指導方針，為了突破以前單靠經驗的中藥之品質及處方能夠客觀化，而繼續努力。

這些指導方針是為了評估採用傳統藥的安全性及有效性而設的，內容從生藥製劑到臨床的評價方法都有記載，但各國對傳統藥的評價方法都不同，所以中藥也和西藥一樣成為疾病的治療藥，而活躍於第一線，但還有許多的條件要加以克服。

另外，阻擋國際評價動向的障礙之一，就是到現在為止認可的中藥已經充分了的想法。

目前不僅中藥如此，西藥的情況也一樣，各國傾向以「藥的合理使用」為主流，ＷＨＯ也訂定了「必須醫藥品名單」，還說藥的種類約二百種左右就夠了，這是基於穩定供應品質及安全性，有效性明確的藥最重要為考量。

相反的，屬於「自然回歸派」的人，則認為應改採未經化學合成而源於自然的醫藥和食品。再說，像開發中國家那樣，經費和教育水準不足的地區，則寧可研究如何利用中藥等的自然保健資源。

例如，菲律賓約有一千種藥用植物，而以這些藥草為對象，由菲律賓大學農學系為主導，完成了全國性的計畫。原因是在菲律賓所使用的藥有九成是進口的，假如能夠以本地產的藥用植物來取代時，節省下來的美金則可用來買抗生素等緊急需要的醫藥品。

關於標籤記載的內容，也有到底能不能寫成一般人都能理解之程度的問題。

為了解決這個問題，各國才從一九九〇年開始陸續訂定了先前所說的指導方針。

話雖如此，仍發現了類似大黃的有效成分的番瀉葉苷的含量竟然降到以前的一半，及在進口桐油中竟含有其他的植物油，以致不能使用的事例。因此，只是單純地發表指導方針，根本於事無補，而建立可配合指導方針的大環境，才是當務之急。

第九章

有效的中藥，查證你所使用的中藥

中藥和西藥用法大不相同

●雖是同樣的疾病，隨著患者體質的不同，所使用的中藥也不同

中醫和西醫是以完全不同的理論體系，來掌握症狀，而達到治療效果的。因此有時診斷出的病名，雖在西醫學上完全相同，但使用中藥治療時，所用的藥卻完全不一樣。

以感冒藥為例來說明。

最近一些作為感冒藥出售的藥劑標籤上的「適應症」再也不能寫「感冒」這病名。例如，感冒時退燒用的阿司匹靈或Acetaminophen，必須改稱為「解熱鎮痛劑」。相信很多人都有到藥房買退燒感冒藥，卻被藥房的人員告之：「感冒發燒最好不要用藥」的經驗，結果卻沒有勇氣空手而回，只好買了含中藥的感冒藥。

像感冒這種症狀複雜的疾病，如果是使用西藥來治療時，不管患者是任何人，都會處方退燒劑、抗生素，為了預防胃腸受到傷害，再加上胃腸藥，若想改善身體的狀況，則再配合

維他命劑。就這樣按規格地來配藥。但若是使用中藥時，則隨著患者的體質和感冒症狀的不同，處方也大不相同。

例如，體質強健的人，受寒和頭痛時則處方葛根湯，感冒初期打噴嚏時則處方小青龍湯。這些藥之所以用於體質強健的人，是因為其中含有刺激交感神經的麻黃，可促進發汗及改善感冒的症狀。可是麻黃對於有失眠症及缺尿現象或心臟不好、高血壓的人會有不良影響，必須特別注意。此外，如果有乾咳現象，可使用麥門冬湯等較為緻密的處方。

因為中藥必須針對患者來個別考慮，哪一種藥最適合再加以處方，簡單一句話，中藥是一種調節體質的醫學，是引發身體本身想維持健康狀態的力量，並助其一臂之力。

●無論便秘或下痢都使用同一種藥之中藥的不可思議處

「大黃」是自古就被作為瀉劑使用的草藥，但有時也做便秘藥使用，大黃的主成分番瀉葉苷透過腸內細菌的作用會變成另一種物質——大黃酸蒽酮。其可轉為促進腸蠕動的前列腺素，如此就可治療便秘。

可是另一方面，大黃對因赤痢等感染症所引起的下痢也有效果，因此可做為瀉劑使用。

因為下痢的患者是因腸內細菌不足，無法從大黃的主成分番瀉葉苷合成大黃酸蒽酮，而不會促進腸的蠕動，此外，大黃的另一成分丹寧也有止痢的效果。

原本西醫和中醫對疾病的掌握和診斷方法就不同，在方法上，西醫是靠檢查器官和臟器來診斷病因，依據外在的症狀來治療。

另一方面，中藥的治療是即使病因依然存在，只要不發病即可，而努力下工夫於幫助身體克服病狀。

在中醫學上對疾病的認識方法，並非直接掌握症狀本身，而是依病人的狀態來應用「陰陽」、「虛實」、「氣血水」等概念，並觀察患者的狀態而加以分類，當做互相關聯的狀態掌握。

例如，以「氣血水」的概念診斷疾病的模式如表11所示，中醫認為它們是互相關聯的，由局部的病變到全身的病態，由全身的病變到局部的病態，如此循環。表11所列出的各種症狀是老年期和更年期的人常見的毛病，比西醫而言是比較棘手的疾病。而理所當然的，中藥就常用於這些疾病。

表11　氣血水異常和代表性的症狀

	病態	代表的症狀・所見	頻用生藥	代表的處方
氣異常	上衝	懼冷、顏面潮紅、頭痛、心悸、頭昏目眩	桂枝	桂枝湯
	氣鬱	憂鬱、不安、喉嚨哽塞感	厚朴、蘇葉	半夏厚朴湯 香蘇散
	氣虛	易疲勞、倦怠、力氣減弱、耐性減低	人參、黃耆	四君子湯 補中益氣湯
血異常	瘀血	皮膚粘膜的鬱血、暗紅色化、紫色化、紫斑、皮膚的靜脈透見、怒張、下腹部抵抗、壓痛（瘀血的腹證），月經異常，腹部膨滿感、發作性灼熱感（hot flash）	實證： 牡丹皮 桃仁 虛證： 當歸 川芎	實證： 桂枝茯苓丸 桃核承氣湯 虛證： 當歸芍藥散 四物湯
	血虛	皮膚乾燥、貧血	地黃、當歸	四物湯
水異常	水毒	浮腫、浮腫感、尿量的多寡、各種體液分泌多寡、頭痛、目眩	茯苓、朮、澤瀉、麻黃、半夏、豬苓	五苓散 豬苓湯

佐藤弘，醫學的步驟

中藥真的有效嗎？

●用過中藥的醫師們給予「前瞻性良好」的評價

隨著過敏症或肝炎等慢性病的增加，及「效果穩定」、「副作用少」等理由，中藥的需要量也日益增加。但中藥果真有效嗎？

讀者群大多為開業醫師的『日經醫學』雜誌，分別於一九七九年、八三年、八九年及一九九三年，以讀者中的醫師們為對象，進行了「中藥的意識和實態調查」。（九三年九月十日號）從此次調查結果中得知目前醫師們對中藥的看法。

在回答問卷的醫師四三〇人當中（回收率二一・五％），三二四人（七六・八％）回答曾有使用中藥的經驗。這個比率在一九八九年為六九％，一九七九年為二八％，由此可看出人們對中藥的信賴確實加深了。（只是考慮到問卷的低回收率，對這些數據的評價要稍加保守。）

1—目前中藥的使用狀況

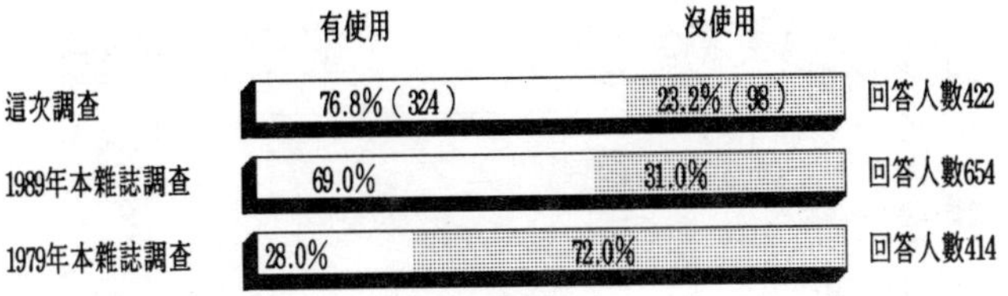

2—開始使用中藥的時期（回答者326人）

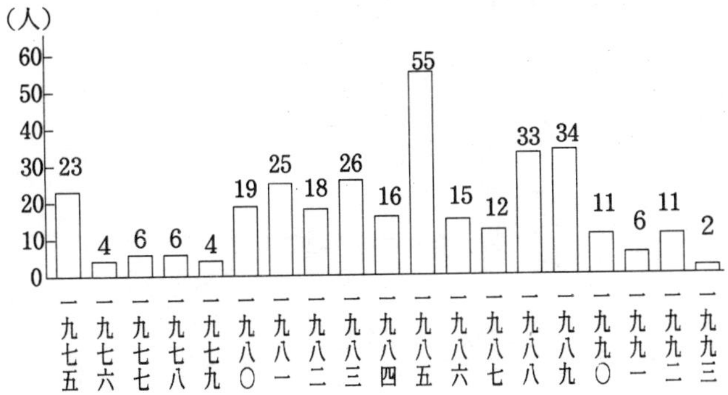

3—開始使用中藥的動機（回答者328人，複數回答）

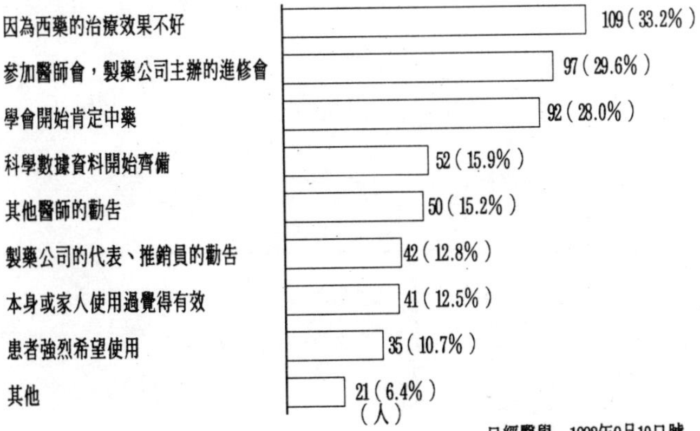

日經醫學　1993年9月10日號

回答「良好」的人之理由（複數回答）

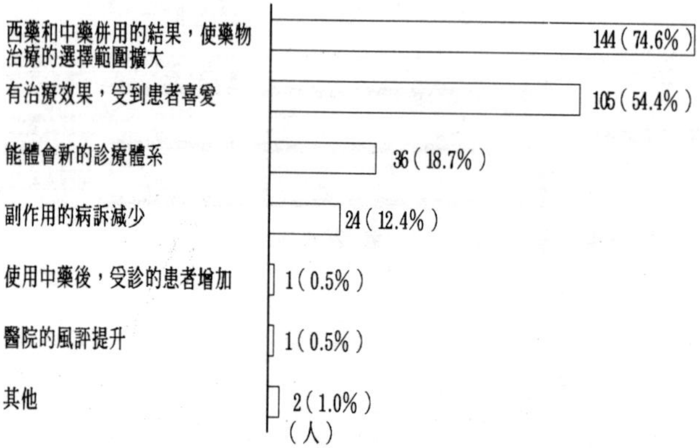

對於今後中藥的展望
（回答人數381人，複數回答）

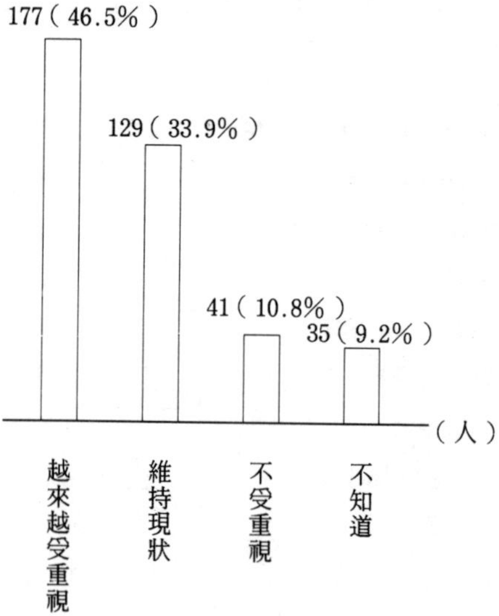

關於開始使用中藥的動機，回答「以西藥治療得不到效果」的醫師有一〇九〇人（三三・二%），回答「學會開始肯定中藥的有九二人（二八%），回答：「其他醫師的勸告」的有五十人（十五・二%），回答「自己和家人使用後覺得有效」的有四一人（十二・五%），具體的治療經過成為使用中藥動機的個案也不少。

關於對引進中藥的綜合評價，回答的三一九名醫師中有一九〇人（五九・六%）給予「前瞻性良好」的評價。

理由是「西藥和中藥併用的結果，使藥物治療的選擇範圍擴大（七四・六%），「治療效果提升，受到患者喜愛」（五四・四%）。「對於中藥的將來之展望」回答「今後會越來越受重視」的人有四六・五%，相當令人矚目。

由此調查結果可看出，醫師們大致認定中藥有效。

解開中藥之有效性的關鍵

●慢性胃炎等萬病之敵——可怕的「活性氧氣」

對於陸上的動物和植物而言，氧氣是不可或缺的。但令人意想不到的是，氧氣卻帶有破壞人體的可怕力量。

不足月就產下的早產兒通常會被放進特別的保育器，接受急救處置。像高濃度的氧氣吸入器也是常用的保育器之一種。卻常發生因給予的氧氣過多而導致小嬰兒失明的例子（不成熟兒網膜症）。進入體內的氧氣被代謝時，會產生比大氣中的氧氣活性更強的氧氣之親戚，被稱為「活性氧氣」。

也許這個名稱對各位來說較陌生，但「活性氧氣」最近常出現於新聞和媒體上。它是一種過激物質，因其結構中的分子、原子中的電子極不安定，所以必須不斷地從其周圍的物質中抽取電子，以便使自己安定下來，例如，屬於「活性氧氣」的伙伴的過酸化氫，也叫做雙氧水，常用於消毒傷口和漂白劑中。想不到在人體內也會形成這種物質。

這種「活性氧氣」會攻擊細胞膜，膜中的脂肪酸被奪去電子後，變成不安定的脂肪酸。如果又接著進攻鄰近的脂肪酸，將產生連鎖性的破壞，而燒成一塊平地。受攻擊的不只是細胞膜罷了，其他如蛋白質、核酸、酵素等都易受到波及而產生各種疾病。例如，動脈硬化、癌症、糖尿病、老化、心臟和腦的疾病、白內障、自我免疫系統之疾病等。

人類在吸收氧氣時也會產生五～十％的「活性氧氣」。假使一個人活了七十年，那麼在其一生中大約會製造出一噸的「活性氧氣」。

其他諸如大氣污染、壓力、抽煙、放射線、紫外線的照射及一部分的藥物都會產生「活性氧氣」。陸地上的生物為了保護身體，擁有了不起的排除「活性氧氣」的結構，其中最重要的是ＳＯＤ（活性氧氣排除酶），其他還有維他命Ｅ、維他命Ｃ、Ｂ—胡蘿蔔素、黃酮醇等。

ＳＯＤ在一九六九年才被美國的Fredrictch教授所發現，是屬於新領域的研究。此外，「活性氧氣」與我們常發生的疾病之一——慢性胃炎的疼痛也有關係。在一九九四年二月十七日的每日新聞中有這樣的記載：千葉縣的岩井內科診所的岩井力醫師，曾經以內視鏡檢查診斷為慢性胃炎的五百名患者為對象，以腹腔鏡採集其胃粘膜，檢查其活性酸素量。經調查發現了胃痛的頻率和粘膜的活性氧氣量之間的關係，每一星期有三天以上之胃痛高頻率的人，比起二星期一天胃痛的低頻率的人，約有三倍的活性氧氣。

胃液的氧性度越強，胃痛就越厲害，但遇到活性氧氣多的情形，就與氧性度無關，而訴求強烈胃痛。至於胃粘膜的活性氧氣和胃炎之間的關係，透過國立大藏醫院的北村哲治•消化器科的醫師之研究，也包括細菌感染，胃粘膜的多核白血球（需氧中球），產生了過多的活性氧氣，就因此破壞了胃粘膜而引起胃炎。

此外，我們也發現加重實驗鼠的壓力承擔時，消除胃粘膜的活性氧氣之酵素（SOD）的作用會降低，也會產生潰瘍。也有報告指出，給予實驗鼠的皮下投藥黃柏與這種SOD同樣作用的生藥，約可扼止九〇%的潰瘍發生。

●用於防止老化的生藥，具有消除「活性氧氣」的效力

「活性氧氣」也和老化大有關係。據說老人身上常見的老人斑就是脂質的氧化所引起的。此外，動脈硬化也被認爲是血中的膽固醇氧化所造成的現象。自古中藥就針對老化進行各

種研究，而建立了養生學，其中有氣功和藥膳等各種方式，而預防老化的生藥也是一種。

富山醫科齒科藥科大學和中藥研究所的難波恆雄先生，則對「鹿茸」這種生藥十分注意。所謂的鹿茸，是把年幼的滿洲鹿的角套袋乾燥而成的。在「神農本草經」中也記載著，鹿茸「有益氣、強志、生齒、不老」的藥效，一直到現在還是十分貴重的生藥。難波先生將鹿茸的浸膏劑分別給予老化促進的實驗鼠和普通的老鼠服用，結果發現，只有老化促進的實驗鼠才能控制腦內、肝臟、心肌的脂肪氧化。

此外，ＳＯＤ這種酵素的功能會隨著年紀大而逐漸惡化，可說ＳＯＤ活性值是測量老化的儀表。

數年前，某電視節目曾邀請幾乎外表看起來比實際年齡年輕的人上電視，然後測定其ＳＯＤ活性值，結果發現他們的ＳＯＤ值毫無例外的，都比其同齡者高。甚至有六十歲的人之ＳＯＤ活性值與二十歲的人相同的例子，實在令人吃驚不已。

此外，老化促進實驗鼠的ＳＯＤ活性值當然是偏低的，但使其服用鹿茸浸膏劑八天之後，其ＳＯＤ值通常能恢復到與一般老鼠同樣程度。另外，鹿茸也有使男性荷爾蒙的濃度上升及增加肝臟的蛋白質合成能力之作用，顯示鹿茸具有增進老人的健康及預防老化的藥效。

許多預防老化的處方中使用的生藥，像仙靈脾、乾地黃、知母、甘草等，經檢查其排除活性氧氣的能力發現，其中特別常用於老化預防藥的仙靈脾、乾地黃等出現了相當高的數據。此外，分別調和檢查的結果發現，其數據不一定是每一種生藥的共計，卻是時高時低，這一點是配合生藥時應該考慮的一點。（和漢藥醫學會雜誌第八卷，一九九一年）

像腦中風等疾病，我們知道血液停止流動後，一旦再度流暢時，會產生多量的活性氧氣而引起腦浮腫、細胞壞死症狀。經調查在中藥醫學上，常用於治療這些疾病的紫胡加龍骨牡蠣湯、黃連解毒湯、大黃牡丹湯、桂枝茯苓丸等處方之除去活性氧氣的能力，發現其中大黃牡丹湯的作用特別強。

據說這些藥的消除活性氧氣的能力隨著活性氧氣的種類而異，但卻具有與抗壞血酸（維他命Ｃ）同一程度的作用。（藥學雜誌一一四卷，六號，一九九四年）

除了消除活性氧氣之外，中藥還具有抗炎症、抗酸化作用。目前還處於不論是天然物或化合物，都還在監控具有更強的活性氧氣排除力的階段。說不定會找到中國古代的秦始皇想找尋的長生不老藥。

●中藥所含的礦物質令人注目！貧血、骨質疏鬆症的治療

雖是身體所必須的，但體內卻無法自行製造出來的營養素稱為必須營養素。其中也包括了維他命和礦物質。目前被稱為必須營養素的共有九種：銅、碘、錳、硒、鉬、鈷、鉻、鐵、鋅，我們知道如果以上這些營養素失去了平衡，便易產生狹心症、心肌梗塞，和其他各種疾病。例如，鋅與二百種酵素有密不可分的關係，特別是與促進新細胞成長的酵素息息相關。

因此，新陳代謝激烈的細胞和組織，也容易受到鋅不足的影響。一旦鋅不足時，也會引起「食不知味」、「容易感冒且不易痊癒」、「傷口不易癒合」、「男性的性機能衰弱、精子數目減少」等症狀。其他如鐵和缺鐵性貧血、鎂和心臟的疾病、錳和骨質疏鬆症的關係亦十分明顯。在歐美方面，也有以這些礦物質進行治療的臨床醫學，稱為「分子矯正學」和「營養生化學療法」。

日本大阪大學醫學部小兒外科的岡田正教授，在回答雜誌的採訪時指出：「最近我們以醫療設備，對所有的門診病患檢查其血中的硒，發現他們比起健康人血液中的硒值低了許多

，有很多患者都有營養上的障礙，只是程度上的差別而已。（中略）在臨床醫學上，我們是頭一次透過監控才發現了這樣的現象。」

可見今後對於礦物質的重要性會有更科學化的分析。

目前，有一些人注意到疾病與礦物質的關係，而想嘗試中藥來治療。像國立京都醫院的田中熟先生曾對婦產科中常用的中藥，每一克中所含的微量元素（銅、鋅、鐵）的濃度及鈣質的濃度進行測定。然後使用銅的含量較高的龍膽瀉肝湯、紅參末、加味婦脾湯、當歸芍藥散來治療貧血，並加以檢討。

結果發現銅、鋅、鈣質含量越多，越能促進血紅素量的增加。

此外，又針對老人性陰道炎的患者測定其血清中微量金屬（鎂、鋅、錳、銅、鉻）的濃度，結果發現比起女性艮性疾病患者其數值較低，尤其是鋅和鉻數值特別低。因此便對老人性陰道炎常用的，包含龍膽瀉肝湯在內的十一種中藥，測定其一克中所含的微量元素（鋅、鉻）。結果發現二朮湯鋅的含量最高，鉻的含量則與龍膽瀉肝湯幾乎相同。

後來以二朮湯和龍膽瀉肝湯分別進行治療，發現二組治療群的治療效果並沒有明顯差異，只是二朮湯沒有副作用了。

●以西藥的檢查方法來測定中藥的有效性，實在難以判斷

新藥的有效檢定法通常是採「二重盲檢法」。也就是將因同樣原因引起症狀的患者任意分為二組，一組給予新藥，一組給予和新藥「味、香」類似，但無作用的物質（偽藥），然後將投藥的結果由第三者進行統計學的處理，看看是否出現有意義的差距。這種檢測法被認定是可避免心理因素，而單純針對藥效進行判斷的方法，一般人對中藥的有效性的批判之一，是認為中藥的臨床報告只標榜藥效，幾乎沒有做過二重盲檢法以確定其有效性，因此可能只有心理上的效果而已，而沒有科學根據，這種批評固然有理，可是拿檢定西藥的「二重盲檢法」來用在中藥上，會發生如下的問題：

①難以製造「味、香」類似的偽藥　最近常見到中藥浸膏劑採用「二重盲檢法」來判定其藥效的醫學報告。這時的偽藥是以乳糖和澱粉放進十%的浸膏劑製成的，這樣的作法實在不算真的偽藥。再說「二重盲檢法」應以忽略「味、香」為前提，可是想不到「味、香」對中藥而言，卻是十分重要的藥效因素。這一點由在浸膏劑中加入富有「味、香」的生藥粉末就有藥效的事實可得證明。況且「味、香」對生藥成分的吸收也大有關係。

②中藥的有效量到目前仍未判明　從服用麻黃湯的例子，可看出中藥的有效量因人而異。藥效也隨著浸膏劑的原料生藥的品質和製造方法不同而有所差異，因此，不能一概而論地加以檢查。

③無法反映出中藥獨特的「證」的理念　與②相似的，中藥處方對特定的某些症狀會產生銳利的效果。例如，在感冒初期，不能自然出汗、脖子僵硬的情況下服用葛根湯，就能出汗而痊癒。由於以上的症狀用葛根湯能治癒，所以稱為葛根湯的「證」。其他的感冒處方不會有這樣的效果。有時在正常的時候服用葛根湯，只有若干的覺醒作用而已，甚至連發汗也沒有，因此很難去引用「證」。

本來「二重盲檢法」是為了檢查與味香無關的單一成分的藥劑所想出的方法。因此拿它來用於檢測中藥，也只能測定一部分的藥效，不能說它是測定中藥之有效性的好方法。

●與中藥的效果大有關係的腸內細菌

不少的中藥成分以其原狀顯現不出任何的藥效，等到在體內代謝、分解後，才顯現出頭一次的藥效。例如，將正月吃的栗果甜食染黃的梔子果成分，必須在體內分解後，才能顯現出促進膽汁分泌的作用。

其他例如屬於甘草成分的甘氨酸、當瀉劑使用的大黃，番瀉的瀉葉苷，或紫胡的成分紫胡皂苷等，這些成分都必須先在體內代謝、分解，才能發生作用。據說這主要是與腸內細菌有關。

國立京都醫院內分泌代謝疾患中心研究部的田代真一先生認為，個體腸內細菌的分布是隨著做為食餌的物質之不同而有所差異，包括個人的飲食習慣，有無便秘等，個別的差異相當大。一般認為，服用中藥時，會隨著個人的情況不同，而有代謝、吸收、藥效發現的差別，這也就是中藥所謂的「證」，能把中藥成分當成能源的腸內細菌，是少數派，無法由普通的飲食生活中得到增殖。

田代又發現有鎮痙鎮痛作用的芍藥甘草湯用於治療月經痛時，有效病例與無效病例壁壘分明。他們認為這種結果也是代謝。分解這一處方成分的腸內細菌的數目之差距所造成的。因此，只要給予少量的芍藥甘草湯，就可增加能將其利用為能源的細菌，而顯示出藥效。據說後來患者從月經預定日的一週前開始，每日服用一包芍藥甘草湯，就出現了明顯的藥效。

可見服用中藥會使腸內細菌選擇性地增殖，並使其分布引起大的變化。從以上的事實不難了解，有時服用中藥後會引起下痢等消化器異常之副作用的原因。

後來，又按患者便秘的程度使其服用便秘的處方三黃瀉心湯（大黃、黃連、黃芩），然後再對血中的大黃由來之成分大黃酸進行檢討。便秘嚴重時，血中的大黃酸濃度也高。把大黃的成分番瀉葉苷改為遠志皂苷以及屬於真正活性成分的大黃酸蒽酮的是腸內細菌，據說這種細菌在便秘的人體內較多。

所以吃了三黃瀉心湯的結果，腸管內就會大量生成大黃酸蒽酮。但因這種物質不安定，經氧化後會變為大黃酸。

一般認為，便秘的人是因大黃酸在腸內停留得愈久，吸收量愈多。才會產生這種結果。田先生認為將來如果能將中藥先經消化液、腸內細菌分解過，就可製造出更自然的中藥。

第十章

如何使用中藥

從各種症狀看中藥的效果

●男性不孕症

人參湯、八味地黃丸、牛車腎氣丸、補中益氣湯

所謂的不孕症是指結婚經二年後，仍無法受孕的情況而言。一般認為原因是女性造成的為七五％，男性則占二五％。男性方面的原因主要是無精子症、精子數稀少（不到懷孕所必需的精子數四千萬ml，稱為乏精子症），或精子的運動率不到四〇％的精子無力症、畸形症等精子的問題占絕大部分。

大阪的豐中診療所的西澤芳男先生等曾針對精子數為二千萬ml以下的乏精子症的患者，給予人參湯和八味地黃丸的併用。結果雖然幾乎看不到精液量，精子運動率的增加，但精子數卻增加了五三・五％，平均約花了九十天才出現藥效。一般認為，需花費九十天的時間是因精母細胞成熟到精子為止須七四天，在副睪丸中成熟為射精精液也需十～十四天。

此外，所謂的牛車腎氣丸是在八味地黃丸中加上牛膝和車前子等生藥，為加強利尿作用的處方。報告中指出此處方對於精液量、精子運動率並沒有多大的助益，只能增加精子數目而已。事實上，任何處方對於精子數在一千萬ml以下的患者之有效性並不高，只對服藥前精子數較多的患者才有效。

關於補中益氣湯方面，根據大和醫院泌尿器科的吉井順一先生的調查結果顯示，雖然此處方對於精子數在五百萬ml以下的高度乏精子症患者效果較低，但報告中指出對於精子數為五百萬ml以上的中～低度患者的精子數有五〇～六〇％之有效藥，對其精子運動率則有五〇～七〇％的效果。此外，補中益氣湯如果由夫妻雙方配合服用，不但可提高丈夫的製造精子機能，也可促進妻子方面的子宮頸管粘液的精子運動能力，如此便可提高治療率。

●女性不孕症

當歸芍藥散、桂枝茯苓丸、加味逍遙散、芍藥甘草湯、排卵湯

關於女性不孕症的治療，一向都會選擇所謂的「婦人三藥」：當歸芍藥散、加味逍遙散、桂枝茯苓丸等處方而獲得某種程度的成效。東京國保連合會。南多摩醫院的村田高明先生

曾利用芍藥甘草湯來抑制男性荷爾蒙、催乳激素的分泌，再併用隨證療法，而累增了不少懷孕成功的例子。

村田在檢查不孕症患者時發現，除了下垂體荷爾蒙和性荷爾蒙的異常之外，很多患者還有雄激素和催乳激素異常的現象，且其值平常就偏高。因此，除了以前的隨證治療之外又一併處方芍藥甘草湯。在中藥學上不認為異常的患者，卻有雄激素和催乳激素異常的情形時，只處方芍藥甘草湯。

如此便順利地累增了懷孕成功的例子，同時以前只靠隨證治療時，平均需六個月才能順利懷孕，改用併用療法後平均則只需四、五個月就能出現效果。此外，如果是單獨處方芍藥甘草湯時，則平均三個月就能出現效果。

另外，東京醫科齒科大學醫學部婦產科教室，也曾使用在中國常用於不孕症治療的排卵湯來治療，而使一直使用中藥治療卻無效的病例獲得成果。

●更年期障礙

當歸芍藥散、溫經湯、加味歸脾湯、加味逍遙散、桂枝茯苓丸以前治療更年期障礙，通常都以荷爾蒙劑為主要處方，但由於副作用的問題目前一般都改以中藥來治療。用於治療更年期障礙的三種常用中藥為當歸芍藥散、加味逍遙散、桂枝茯苓丸等，有時也用溫經湯。更年期障礙主要是缺乏卵巢荷爾蒙。一般認為這些處方並非直接補充荷爾蒙，或製造荷爾蒙，而是以當歸芍藥散促進腦內的神經功能、改善內分泌循環，而產生與卵巢荷爾蒙同樣的作用。

山形大學醫學部婦產科助教授的千村哲郎先生曾單獨使用加味歸脾湯、就獲得了七六・七％的改善率。報告指出此處方尤其對頭痛、臉發燙、不眠症有效。

●高脂血症

三黃瀉心湯、大柴胡湯、茵陳、蒿湯、防風通聖散

在健康診斷上常受注意的是膽固醇值和中性脂肪值。血中的脂質增加到正常範圍以上的狀態稱為高脂血症，這是動脈硬化的一大原因。

長崎大學醫學部第二外科學教室的前川靖裕先生，曾針對大柴胡湯和其他的高脂血症治療藥比較其併用的效果。

結果發現大柴胡湯除了對中性脂肪有效之外，幾乎可獲得與新藥Mevalotin同等的效果。另一報告指出，假使單獨使用大柴胡湯，長期服藥後，約有一半的人會有中性脂肪值再度上升的傾向。而改為併用Mevalotin與大柴胡湯併用時，幾乎所有患者的膽固醇值都下降了十九％，關於中性脂肪值則八〇％的人都可下降三五％，這可說是最好的成績，且其值不會再上升。此外，三黃瀉心湯對於肝臟的脂質合成也有抑制效果。

●糖尿病的合併症

八味地黃丸、牛車腎氣丸、黃連解毒湯

糖尿病的患者很多都訴求出現神經障礙的合併症，如知覺鈍化、知覺鈍磨、四肢發冷、皮膚癢、性慾減退等令人困擾的症狀。據從前的報告顯示這些症狀一律使用八味地黃丸有效，但據名古屋大學醫學部的佐藤裕造先生指出，牛車腎氣丸能增強八味地黃丸的效果，對於下肢痲痺、疼痛及冷感的有效率為六〇％以上。

我們知道糖尿病患者的皮膚表面溫度、皮膚血流量比健康的人低，據大垣市民醫院的鹿野昌彥先生的溫度表報告指出，牛車腎氣丸有擴張血管、增加皮膚血流量的作用。這種血流的改善作用，與神經症狀的改善有關係。

●慢性疲勞症候群（CFS）

加味逍遙散、補中益氣湯、人參養榮湯、加味歸脾湯

慢性疲勞症候群（CFS）於一九八〇年開始在美流行，在日本也是知名的疾病。其症狀為突然出現的全身疲勞、無力感、肌肉和關節的疼痛、頭痛、微熱、淋巴節的腫大等，症狀如果長期持續，便會造成日常生活的不便，其原因可能是病毒引起的，但目前真正原因仍不明，治療方法也只有對症療法，是一種使用新藥不易顯現效果的疾病。

鐘紡紀念醫院內科的小川艮一先生曾對三五名CFS的患者服用人參養榮湯的效果進行檢討。結果發現七四％的患者得到了臨床的效果。

另外十八名免疫機能低下的患者中的七七％之十四人，也顯現出免疫機能的改善。帝京大學醫學部第一內科助教授的松田重三先生、曾以加味逍遙散為主體，並根據患者的「證」，選擇補中益氣湯、人參養榮湯、加味歸脾湯等來治療。但是一般來說，中藥對臥病在床的重症患者效果並不大，對於輕症和中程度患者的治療效果較好。

●骨質疏鬆症

當歸芍藥散、桂枝茯苓丸、八味地黃丸、牛車腎氣丸、十全大補湯

所謂的骨質疏鬆症是指雖然骨頭的大小和容積相同，但骨質的密度卻減少而開了小洞，使骨質變得脆化的疾病。

女性之罹患率占壓倒性的多數，是男性的五～十倍。女性的骨量維持主要與女性荷爾蒙大有關係，因此，從閉經開始患者急速增加。此外，即使是年輕的女性，如果經常生理不順或長期間無月經等卵巢機能不良的人，應多加注意。

東京醫科齒科大學醫學部的小山嵩夫先生，認為應以年齡和卵巢機能的好壞來選擇處方。卵巢機能不全的情形應用當歸芍藥散、桂枝茯苓丸，如果又患了老人性骨質疏鬆症時，則使用八味地黃丸、牛車腎氣丸比較恰當。

此外，中醫學認為腎有掌控骨的作用，因此可斟酌使用補腎的處方，例如，牛車腎氣丸等可加減使用。但無論如何，這些處方對於重症的效果較低，畢竟中藥的預防效果比治療效果更值得期待。

●慢性關節風溼症（RA）　柴苓湯、十全大補湯、柴胡桂枝乾薑湯、大防風湯

所謂的慢性關節風溼症（RA）是屬於自我免疫疾病的一種膠原病。主要是因為身體關節受到攻擊，而使關節腫痛，如果病況惡化關節還會溶化，黏住而動彈不得。治療時主要是使用類固醇、免疫調節劑，但卻有副作用的問題，使用柴苓湯則有抗過敏、利尿、抗炎症、及增強類固醇等作用，立川醫院的田中守先生曾對四十名患者進行其效果之檢討。

結果發現，獲輕度以上改善的有二三例（五七・五％），有四例成功地減少了類固醇的使用量，另有一例則可完全脫離類固醇，此外，關於副作用方面，在三個月的服用期間則只有一例有軟便的傾向。

一般來說，使用免疫調節劑（CCA）獲全部改善的有五七・一％，副作用則有二七・四％，看來柴苓湯的藥效並不輸給免疫調節劑。像札幌東和醫院的水島宜昭先生認為，通常罹患慢性關節風溼症的末期，使用的大防風湯，改為較早期使用效果較好。又有報告顯示這些處方對於血沈、血淸鐵、血紅素的改善度比從前的中藥的抗風溼藥更好。

●老人性痴呆症

釣藤散、黃連解毒湯、柴胡加龍骨牡蠣湯、抑肝散

所謂的老人性痴呆症是指老年期痴呆樣症狀的疾病總稱，其中包含衆多的疾病。如以腦中風為基礎的腦血管性痴呆，緊跟著的是原因不明的阿耳茲海默氏症型痴呆，據說這二者的混合型占全體的九成以上。關於腦血管性痴呆可由高血壓的控制得到某種程度的預防，而對於阿耳茲海默氏症型痴呆，則至今仍無有效的預防方法和治療方法。

山形大學的十束支朗教授認為生藥釣藤對於血管痙攣有鎮痙作用，因此，對於痴呆症可能有效。此外，惠光會原醫院的原啟二郎曾對腦血管性痴呆的患者三六例，持續投藥十二週的釣藤散，結果在頭暈、精神興奮、頭痛、幻覺、妄想等症狀方面獲得了八〇％的改善。另外，以腦血管障礙後遺症為對象，在全國十六個醫療院所也進行黃連解毒湯的臨床治療。

結果在八週後獲得了不錯的成績，輕度以上的改善率多達七三％，分別為自覺症狀的改善率六〇％，精神症狀四五％，神經症狀三四％，顯示了與向來的腦代謝賦活藥同程度的改善率，順天堂大學的桑原星明先生對於一向易怒及行動異常粗暴的家人感到困擾，後來使其

患阿耳茲海默氏症的家人服用黃連解毒湯後，便獲得了顯著的效果。根據東北大學的小暮久也教授的研究，也認為黃連解毒湯對於腦血流量的增加及縮小腦梗塞有效。

●羊癲瘋

柴胡桂枝湯、小柴胡湯、桂枝加芍藥湯

羊癲瘋是自古衆所皆知的疾病。目前有所謂的抗羊癲瘋藥Fenitoin，使八成以上的患者免於發病的痛苦。但相對的卻也產生了副作用及難治性患者的新問題。

長崎大學的中根充文先生曾對難治性患者五五人進行小柴胡湯合桂枝加芍藥湯治療，而後提出報告，結果出現輕度以上改善的病例占四一・八％。此外，將高年齡群（四十歲以上）和其他一群分開比較後，才發現高年齡群無論改善度、有效度都偏低，尤其是罹病期間越長時，有效性越低。

我們知道在藥理學上，雖然藥效不強，還是可以抑制大腦皮質腦波的發作放電，不易引起痙攣。觀察目前的治療情況，主要還是以西醫為主流，至於中藥的使用仍只限於難症的嘗試情況比較多。

●上腹部偶發症狀

六君子湯、柴胡桂枝湯

經常訴苦：「心窩痛、胃下垂且有沈重感」的患者，假使在器官、機能上沒有問題的話，則大多是壓力所引起的。在這種情形下，醫師通常會給予精神安定劑、抗鬱劑等，但卻會因此而引起口乾、便秘、荷爾蒙異常等副作用。

九州大學醫學部心療內科的岡孝和先生發現，屬於胃的治療藥的六君子湯與抗鬱劑的效果有些類似。因此便對二十名患者的服用效果進行檢討，結果發現所有胃的症狀都改善了。此外，他也發現患者在承受壓力時會呈現憂鬱症的症狀，而使副腎皮質荷爾蒙顯現高的數值，但經投藥皮質類固醇及六君子湯後便降低了。

患者的經驗談：中藥對於疾病如此有效

有不少的醫師確實體驗到中藥的有效性，同時在我們的身邊的確也常聽到，有人以中藥治好腎炎、特異性的病症等例子。

以下就針對一些以中藥治療糖尿病性腎炎、膠原病、高血壓、胃炎等疾病的患者的經驗談。

▼糖尿病性腎炎的治療例

併用類固醇劑與柴苓湯，一年後獲得改善（二七歲・主婦）

我是一個現年二七歲的主婦，在二十三歲患了糖尿病性腎炎，同時也被診斷出有膠原病（SLE）。後來反覆做了各種檢查，又被告知患了膜腎症。

後來我連續服用了三個月左右的副腎皮質荷爾蒙（類固醇劑）和Endoxan（抗惡性腫瘍劑），但尿蛋白卻全無減少，經檢查發現有抑制骨髓的副作用，因此被告知必須停止服用Endoxan。

後來，我一方面減少類固醇的使用量，一方面也併用類固醇和被認為對膠原病有效的柴苓湯。

剛開始，糖尿病性腎炎十分惡化、尿蛋白多且膽固醇值又高，可是開始服用柴苓湯之後，尿蛋白突然減少了，一年後腎炎的情況得到了改善，類固醇劑的使用量亦可減少，膠原病也在良好的控制中。

＊　　＊

自我免疫疾病包括了慢性關節風溼症、全身性紅斑狼瘡症候群（ＳＬＥ、膠原病）等。雖然這些疾病的出現方式不同。但因為都是全身性的疾病、病態又類似，所以一般認為其發生原因可能類似。

可是，目前自我免疫疾病的發生原因仍不明，因此沒有確立有效的治療法。以西醫的情況而言，既然不了解病因，就無法治療，只能按照病況給予副作用強的類固醇，以這樣的對症療法加以對應而已。

不同於西醫的是，中醫可從全身的觀點來作長期又安全的治療，也難怪會被另眼相看。可是非常遺憾的是，在中醫學上對這種疾病並沒有做過充分的研究。可說才處於開始研究的階段，但獲得成果的研究者也增加不少，因此有待今後更加努力地研究。

▼高血壓的治療例

服用黃連解毒湯浸膏劑，經過一星期左右，頭痛、頭暈的毛病消失了（五四歲・男性）

我是五四歲的男性，從數年前開始，在健康檢查中被告之得了高血壓，我的血壓大致上上限從一六〇～一七〇左右，下限為一〇〇～一一〇左右，同時也被診斷出有高脂血症。

差不多從一週以前開始頭痛，且不知不覺地陷進了焦躁難安的不眠狀態。

到醫院就診後被說服開始吃中藥，就開始一天服用三回的黃連解毒湯浸膏劑，大約過了一星期左右，頭痛和頭暈的毛病消失了，且膽固醇值偏低，血壓也變為約從一四〇～九〇的正常狀態。

至於高脂血症的治療則服用類固醇，但效果不大。

＊　＊

所謂的漢方就是在江戶時代，以日本獨特的方式發展的中醫學，可是根本沒有高血壓和低血壓的分別，只不過以血壓不正常所引起的頭痛和肩酸痛等症狀為指標來使用中藥。結果有時可改善症狀，另一方面也可能使血壓安定。

在意味著中藥的適應症包括：輕度的高血壓、低血壓症、心臟神經症、輕微不整脈、輕微的心功能不全症。

▼心窩痛、喉嚨異物感的痊癒例子

服用平胃散約二週左右，症狀幾乎消失

（三九歲・女性）

我是三十九歲的女性。從一個月開始覺得腹痛，心口灼熱。在吃東西後，覺得食物好像梗在喉間之梗塞感，也沒有食慾。

我想這是因為智齒痛，不太能咀嚼東西的緣故也不一定。就到醫院領了Chralphant（胃炎、消化性潰瘍劑）和Glutamin・Azuren（潰瘍治療劑）等，但服用後效果不佳。服用西藥三星期後，被勸告改吃中藥，便開始服用平胃散了。服用平胃散一星期左右後，喉嚨的梗塞感消失了，胸部的灼熱感也好了許多，又過了二星期左右就幾乎都好了。

後來醫生勸我改吃半夏厚朴湯，說是比平胃散效果更好，但總覺得症狀反而更嚴重了，因到現在我仍服用平胃散。

＊　　＊

中藥常被用於消化管的各種症狀，如食慾不振、腹痛、胸痛、噁心、嘔吐、腹部膨脹、排便異常等。中藥尤其對急性胃炎和慢性胃炎特別有效，同時也廣泛用於伴隨排便異常的病症。

但有時，中藥雖暫時減輕了消化管的惡性腫瘍，卻反而拖延了癌症的發現時間。萬一消化管出血時，就必須接受內視鏡檢查等適當的診斷。可見消化管出血時使用中藥來治療，是很危險的。

▼耳漏（耳朵流膿症）的治療例

服用柴苓湯二週左右，嚴重的耳漏消失了

（七十歲・女性）

我是七十歲的女性。二年前開始經常耳漏，就到耳鼻喉科通耳朵。病名是化膿性中耳炎，就領回了Sefpodoxim（抗生物質）的藥，當時連續服用五天後，耳漏就消失了。

過了一個月左右，又再度耳漏，又領了同樣的藥來吃，但卻發現藥效不再。後來據檢查滲出液的結果顯示，有綠膿菌的感染，就領了與前次不同的抗生物質來服用。服用了三個月後，症狀幾乎消失了，但不久之後卻又惡化。

既然吃抗生物質無效，有人勸我要不要嚐試改用中藥，於是我就開始服用柴苓湯了。服用柴苓湯二週後耳漏消失了，現在已連續服用了二個月，情況十分良好。

▼特異症的治療例

母子雙雙為特異症而困擾，但分別吃了不同的中藥後獲得了改善（母親三十歲、小孩三歲）

我現年三十歲，開始吃中藥是九一年春天的時候。以前，我患有只要遇到灰塵時就會咳嗽不止的特異症。今年過年後，臉部忽然搔癢不止，我用身邊的類固醇擦過後就好了一些。但到了三月的時候，全身忽然變得通紅又十分乾燥。

我心想使用類固醇劑無法根本治療，就在四月初時到中醫去就診。每週看診一次，約花了二～三個月的時間才能適應中藥，一直到了秋天時才完全痊癒了。後來我一直吃同樣的藥，到現在既不易感冒，也不會手腳冰冷，變得十分健康。我吃的是當歸芍藥散、補中益氣湯、和Yochimin。

女兒（三歲）從三個月大時，臉上就開始出現了特異反應，嚴重的搔癢。吃了和我一樣的藥後，卻沒有效果。現在則改吃四物湯和苓桂朮甘湯等，到目前全身（除了腳和頭部）的皮膚都和以前不一樣了，恢復了像嬰兒般細嫩的肌膚。晚上也能熟睡，洗澡時不再因疼痛而哭泣了。

我前後約花了二年半的時間才適應了中藥，如今我認為中藥並非用於治療疾病，而是改善體質，同樣的疾病，用藥也因人而異。

因此，唯有多方地從把脈、舌的情形、量血壓、壓腹、看診（聽診）等方式有耐性地不斷嘗試，並選擇最適合的藥才行。但中醫師必須肯做到這麼有耐心的程度，否則想用中藥治癒疾病是困難的。

在中醫學上將皮膚的濕疹分為乾性和濕性兩種，分別組合為「陽」證和「陰」證。不像西醫學，是先診斷皮膚病的病名才開始治療，中醫是根據全身相關的狀態來掌握疾病。

這裡所謂的濕性，是指患部的滲出液多的情形而言，而乾性則是指幾乎沒有滲出液的情況，「陰」證則是指沒有發炎的症狀。

皮膚炎的患者，很多都接受過類固醇劑的治療，結果皮膚的狀態被類固醇的抗炎症作用隱蔽了。遇到這種情形時，有時想以中醫來診斷會變得十分困難。因此，做中醫治療時必須先去除類固醇的影響。

像類固醇劑停用時所引起的「回躍現象」，也可使用適當的中藥來減輕。

▼慢性腎炎的治療例

服用五苓散和小柴胡湯、及小柴腎加減方，結果治好慢性腎炎（六二歲・男性）

C男性（六二歲），七年前患了慢性腎炎，後來經洗腎情況還算良好，但年底時卻因感冒而症狀又惡化。便立刻入院洗腎，但尿量卻減少至一天只有十～二十cc，情況顯得相當惡化。

因口渴、尿量少，所以考慮服用五苓散，但又因食慾不佳、口黏、及神經過敏，因此再加小柴胡湯，另外也加了對慢性腎炎有效果的小柴腎加減方。

到了第三個月左右，幾乎可以把每星期二次的洗腎減為每星期一次。到了第四個月時，就停止洗腎了，服用中藥經二年一個月後，尿蛋白也消失了，並恢復了健康。一直到現在的四年後，一切都十分正常，並能精神飽滿地從事工作。

腎臟的疾病包括了糖尿病症候群和慢性腎小球腎炎。關於對腎機能的不全之輕症及中程度的症狀，中藥已被證實有效。這時必須組合有壓抑尿蛋白的排泄和免疫調節作用效果的小柴胡湯等，柴胡劑及具有抑制浮腫之驅水效果的五苓散等處方。

以前敍述過，五苓散在體內水分過多時會顯現利尿效果，但在脫水狀態時又會反過來呈現保水作用，因此可認定為一種水代謝調節劑，至於驅水劑方面，如果有血尿的情況時，就使用豬苓湯。

關於腎功能不全時，主要的處方是以大黃為主體的方劑處方。因為大黃有瀉下作用，品質越好的大黃，作用越強。有時用於慢性腎不全等症狀時，反而會有阻礙作用。因此使用大黃時，要先煎過，有時並可延長煎的時間。

如果是慢性的症狀時，使用類固醇易出現瘀血，這就要用桂枝茯苓丸等驅瘀血劑。

1・自我免疫性疾病常用的中藥

糖尿病性腎炎症候群	SLE（膠原病）
五苓散、豬苓湯、真武湯、當歸四逆加吳茱萸生薑湯、柴苓湯、補中益氣湯、柴胡桂枝乾薑湯等	桂枝加苓越朮附湯、越婢加朮湯、桂枝芍藥知母湯、葛根加苓朮附湯、大防風湯、防已黃耆湯、柴苓湯、四物湯等

2・高血壓等常用的中藥

心律不整、心悸發作等	高血壓症
柴胡加龍骨牡蠣湯、桂枝加龍牡蠣湯、半夏厚朴湯、當歸湯、伏苓杏仁甘草湯等	三黃瀉心湯、黃連解湯、大柴胡湯、柴胡加龍骨牡蠣湯、防風通聖散、七物降下湯、鈞藤散等

3・胃炎等常用的中藥

急性、慢性胃炎	消化性潰瘍
平胃散、六君子湯、黃連解毒湯、芍藥甘草湯、柴胡桂枝湯、安中散、半夏厚朴湯等	黃連解毒湯、四逆散、柴胡桂枝湯、半夏瀉心湯、黃連湯、安中散、小建中湯等

4．感染症常用的中藥

中耳炎	感染症
葛根湯、葛根加朮附湯、柴胡桂枝湯、十味敗毒湯、小柴胡湯、清上防風湯、排膿散及湯、黃耆建中湯等	六君子湯、柴胡桂枝湯、小柴胡湯、補中益氣湯、九味檳榔湯、大柴胡湯等

5．過敏性皮膚炎常用的中藥

十味敗毒湯、消風散、黃連解毒湯、柴朴湯、當歸芍藥散、柴胡桂枝湯、治頭瘡一方、溫清飲、四物湯、桂枝茯苓丸等

6．腎炎等常用的中藥

柴苓湯、八味地黃丸、五苓散、豬苓湯、十全大補湯、當歸芍藥散、桂枝茯苓丸、大黃甘草湯、溫清飲、七物降下湯等

和西藥併用有效的中藥

●如果併用類固醇劑和中藥就能削弱類固醇的副作用

A先生三年前因被診斷出有肝炎而開始接受治療。後來因症狀一點都沒有好轉而開始服用類固醇，在一段時期內獲得了良好的改善。但後來症狀又時好時壞、反反覆覆。從半年前開始，他變得極度肥胖，臉也變得圓滾滾的（類固醇的副作用——月亮臉），此外還有疲倦、心悸、頭暈目眩、尿量減少等副作用。

可是，減少類固醇的使用量後，副作用還是沒有減輕。後又併用柴胡桂枝乾薑湯和當歸芍藥散及類固醇，中途又改用可改善血液循環的桂枝茯苓丸，結果自覺症狀幾乎都消失了。四個月後，其他的自覺症狀也獲得了相當的改善，後來停止了類固醇的服用，並沒有任何的障礙。

西醫一直積極地想要排除類固醇的副作用，卻沒有想到中藥有此可能。最近新開發的脈沖療法的強力類固醇內服療法，乍看之下，果然也難以脫離中藥。

類固醇併用中藥的例子並不限於前例，還包括支氣管性氣喘、特異性皮膚炎、糖尿病性腎症、慢性肝炎、關節風濕症等多種常見的疾病。其併用中藥的目的，主要是要加強類固醇的抗炎症作用及抗過敏作用，並削弱其副作用。為了強化其作用，隨證使用柴苓湯、柴朴湯；為了減輕其副作用也隨證使用桂枝茯苓丸和柴胡劑。

此外，如果長期使用類固醇還會引起「類固醇性瘀血」，這種血液混濁的副作用，為了預防這種副作用也常用桂枝茯苓丸和加味逍遙散或當歸芍藥散等。

●可以有效減輕抗癌劑強烈副作用的中藥

最近中藥又開發了令人意想不到的利用方法。例如，B小姐因為陰道癌住院二個月，接受鈷照射。後來又因為高血壓而去看門診。三年後又發現大便變黑色，便接受了腸的透視檢查，結果判明是因放射線障礙引起的直腸潰瘍。

這種疾病是以治療困難出了名的，後來為了期待中藥處方四物湯的直接效果便決定灌腸，結果一個月後症狀消失，就出院了。後來使用胃鏡檢查已有了改善；另有一種報告是針對放射線造成皮膚障礙的實驗，發現四物湯顯示了良好的保證皮膚之作用。在癌的治療上，大多會以放射線來治療，而中藥卻可減輕其副作用。

一九九五年、二月十四日的日經產業新聞刊登，第一製藥廠開始從事於併用中藥來抑制「鹽酸Irite Canon」的強烈副作用之療法研究。因為「鹽酸Irite Canon」一方面有強力的抗癌效果，另一方面卻也有強烈的促使白血球減少、下痢、噁心、嘔吐等副作用。在臨床試驗階段和發售後，也被確認其副作用可能引起死亡，因此，確立其更大的安全性已成為當務之急。

因此，第一製藥公司便著眼於更重要的中藥之併用。假如被認定對下痢、噁心、嘔吐有效的「半夏瀉心湯」之中藥處方，在臨床實驗上被判定可抑制「鹽酸Irite Canon」之副作用的話，對抗癌劑來說，可能就有了新的發展。

●哪些中藥和西藥併用時有效果

可是，以目前人們對中藥的印象，大多是西醫已束手無策的患者，改以中藥來治療時卻可得到改善。有一家有名的中醫診所，在十年內，慢性腎炎和糖尿病腎症的患者，竟多達一七〇～一八〇例。以小孩的情形而言，治癒率就高於七五％，大人的情況也在四五％左右。大部分的病人都有教學醫院、大醫院的入院經驗，還有約半數的人有服用中藥的經驗，「從發病初期就與西醫的治療併用，積極地進行中醫的治療，就毫無疑問地能得到更好的成績，本來遇到疑難雜症才以中藥治療，其實在這之前的治療階段才重要。」

以前治療高脂血症時通常會長期使用Mevalotin和Lypocrin，但大多的病例都會出現膽固醇值再度升高的現象，後來發現併用中藥的大柴胡湯時，比單獨使用西藥更有效，且膽固醇值也少有再上升的現象。

除此之外，中藥的服用方法也在民間療法中，以調整藥酒的方式來服用，代代相傳。

據九州大學醫學部的報告指出，調和十三種生藥：（黃耆、桂皮、地黃、芍藥、川芎、蒼朮、當歸、人參、茯苓、甘草、枸杞子、大棗、紅花）浸泡在日本清酒中，保存於陰暗處二～四週，調為「滋養酒」來服用。有失眠、頭痛、肩酸痛、腰痛、易疲勞、胃腸虛弱、冷虛症的患者連同中藥處方一起服用時，與單吃中藥的治療比較，有如下的效果：①易安眠②食慾較好③肩、腰痛減輕，同時所有病例的動脈硬化指數也獲得了改善。

如果各醫院能自由地嘗試這種方法，應能使患者的生活改善度更上一層樓。

到目前為止，與西藥併用有效的中藥，如下表所示

表12　被確認併用效果的症例

症　　狀	合方劑名	治療效果
①糖尿病性末梢神經障礙	牛車腎氣丸＋經口糖尿病藥	對未治療或控制不良的患者之上、下肢麻痺、疼痛、懼冷感有效
②卵巢全摘後骨鹽減少症	桂枝茯苓丸＋活性型維他命D_3	比單獨使用活性型維他命D_3之效果更好
③老年期痴呆	黃連解毒揚＋腦代謝改善劑	日常生活之動作有顯著改善
④胃潰瘍	四逆散＋H_2隔斷	復發率降低
⑤腎硬化症候群	柴苓湯＋Prednin	可預防類固醇劑的減量或中止後再度發病

摘自赤瀨、月刊藥事，36卷5號（1994年）

大學醫院和公立醫院也都引進中藥

●中藥的門診部，老人性疾病和慢性疾病患者絡繹不絕

前面提過，為了中藥療法的研究開發，在北里研究所中設立了東方醫學綜合研究所。研究所中有醫師一五〇人和針灸師五人，一方面治療患者，一方面有意研究中醫的也進行研修。東京大學醫學部附屬醫院在一九八四年開辦中藥門診部，這都是北里研究所從中促成的。

一九八七年醫師會曾在四月的總會舉辦「專題討論會」及「特約醫師研討會、東方醫學的實際」，為期二天，著手研究中醫。眼見八八、八九年開始使用中藥的醫師急遽地增加，這些會議顯然對使用中藥治療的醫師之看法的改變有貢獻。

一九九一年，東北大學醫學部附屬醫院認為：「老人疾病以西藥治療不足的部分，可以中藥彌補」，於是在中藥的門診部設立了老人科。據說對老人常患的疾病：變形性關節炎、骨質疏鬆症和更年期障礙、慢性肝炎、痴呆症等效果良好。

（一九九二年東京女子醫科大學，一九九三年富山醫科藥科大學也設立中藥講座，慶應大學醫院也開始開辦門診。

●可接納中藥治療的大學醫院

其他像埼玉醫科大學、大阪醫科大學等的附屬醫院早就設立了中藥門診部，老人性疾病和慢性疾病的患者絡繹不絕。

下面列舉到去年底為止，可接受中藥治療的大學醫院。

北海道大學（婦產科）、弘前大學（外科）、秋田大學（婦產科）、東北大學（內科、老人科）、山形大學（婦產科）、獨協醫科大學（內科）、防衛醫科大學（婦人科）、筑波技術短期大學（全科）、埼玉醫科大學（全科）、日本大學（小兒科、內科）、帝京大學（全科）、東邦大學（心療內科）、昭和大學（內科）、東京都立大學（全科）、東京醫科齒科大學（婦人科）、杏林大學（全科）、聖瑪莉亞娜醫科大學（婦人科）、東京女子醫科大學（全科）、富山醫科藥科大學（全科）、名古屋市立大學（精神科）、明治針灸大學（全科）、近畿大學（全科）、大阪醫科大學（全科）、關西醫科大學（內科）、廣島大學

（內科）。

一九八一年設有東方醫學科的兵庫縣立尼崎醫院，有十個床位的住院設備，還併設可接受針灸治療的診療所，每天接受二〇〇～二五〇人的患者診察。而到醫院接受門診的患者有八成是女性，她們一到醫院就積極進行更年期障礙、生理不順等婦科的疾病治療。

此外，在一九八八年七月，東京都立豐島醫院，也是公立醫院中比較早設立中醫科的醫院，開始進行中藥治療。當時該院有常駐醫師一人和中藥專門的藥劑師二人，又有流動性醫師一人。該院又從中國招聘了二名資深的醫師，做為診療和調和中藥的顧問，在開設之初，患者有二百人左右，到現在一個月已超過二萬人。

●可接納中藥治療的公立醫院

目前，可接受中藥治療的公立醫院也增加了，將其列舉如下：

札幌社會保健綜合病院（全科）、仙台遞信病院（婦人科）、宮城縣栗駒町國保病院（內科）、東京都立大久保病院（全科）、東京都立豐島病院（全科）、國立小兒病院（小兒科）、神奈川縣平塚市民病院（產科、婦人科）、神奈川縣總合中心（全科）、富山縣立中央病院（全科）、富山縣黑部市民病院（小兒科、皮膚科）、長野縣市立岡谷病院（泌尿器科）、岐阜縣大垣市民病院（全科）、愛知縣公立陶生病院（全科）、三重縣松阪市民病院（整形外科）、兵庫縣赤穗市民病院（小兒科）、兵庫縣市立蘆屋病院（全科）、兵庫縣立尼崎病院（全科）、姬路赤十字病院（內科）、鳥取赤十字病院（全科）、國立岡山病院（全科）、下關市立中央病院（小兒科）、國立小倉病院（全科）、熊本市民病院（全科）、水俣市立總合醫療中心（全科）、公立玉名中央病院（內科）。

像目前這樣大學醫院和公立醫院都著手進行中藥治療的情況下，使中藥對成人病和老人病等慢性疾病的治療，已漸呈現良好效果。另外，我們知道使用中藥可減輕問題多的抗癌劑和類固醇劑等西藥的副作用。

在現在因藥害等問題而使西藥的治療效果令人質疑的情況下，我們對中藥治療效果的期待可說越來越高了。

大展出版社有限公司	圖書目錄
地址：台北市北投區11204 致遠一路二段12巷1號 郵撥： 0166955～1	電話：(02) 8236031 8236033 傳真：(02) 8272069

・法律專欄連載・電腦編號 58

台大法學院 法律學系／策劃
法律服務社／編著

①別讓您的權利睡著了[1]	200元
②別讓您的權利睡著了[2]	200元

・秘傳占卜系列・電腦編號 14

①手相術	淺野八郎著	150元
②人相術	淺野八郎著	150元
③西洋占星術	淺野八郎著	150元
④中國神奇占卜	淺野八郎著	150元
⑤夢判斷	淺野八郎著	150元
⑥前世、來世占卜	淺野八郎著	150元
⑦法國式血型學	淺野八郎著	150元
⑧靈感、符咒學	淺野八郎著	150元
⑨紙牌占卜學	淺野八郎著	150元
⑩ＥＳＰ超能力占卜	淺野八郎著	150元
⑪猶太數的秘術	淺野八郎著	150元
⑫新心理測驗	淺野八郎著	160元
⑬塔羅牌預言秘法	淺野八郎著	元

・趣味心理講座・電腦編號 15

①性格測驗１	探索男與女	淺野八郎著	140元
②性格測驗２	透視人心奧秘	淺野八郎著	140元
③性格測驗３	發現陌生的自己	淺野八郎著	140元
④性格測驗４	發現你的真面目	淺野八郎著	140元
⑤性格測驗５	讓你們吃驚	淺野八郎著	140元
⑥性格測驗６	洞穿心理盲點	淺野八郎著	140元
⑦性格測驗７	探索對方心理	淺野八郎著	140元
⑧性格測驗８	由吃認識自己	淺野八郎著	140元

⑨性格測驗9	戀愛知多少	淺野八郎著	160元
⑩性格測驗10	由裝扮瞭解人心	淺野八郎著	140元
⑪性格測驗11	敲開內心玄機	淺野八郎著	140元
⑫性格測驗12	透視你的未來	淺野八郎著	140元
⑬血型與你的一生		淺野八郎著	160元
⑭趣味推理遊戲		淺野八郎著	160元
⑮行爲語言解析		淺野八郎著	160元

・婦幼天地・電腦編號16

①八萬人減肥成果	黃靜香譯	180元
②三分鐘減肥體操	楊鴻儒譯	150元
③窈窕淑女美髮秘訣	柯素娥譯	130元
④使妳更迷人	成　玉譯	130元
⑤女性的更年期	官舒妍編譯	160元
⑥胎內育兒法	李玉瓊編譯	150元
⑦早產兒袋鼠式護理	唐岱蘭譯	200元
⑧初次懷孕與生產	婦幼天地編譯組	180元
⑨初次育兒12個月	婦幼天地編譯組	180元
⑩斷乳食與幼兒食	婦幼天地編譯組	180元
⑪培養幼兒能力與性向	婦幼天地編譯組	180元
⑫培養幼兒創造力的玩具與遊戲	婦幼天地編譯組	180元
⑬幼兒的症狀與疾病	婦幼天地編譯組	180元
⑭腿部苗條健美法	婦幼天地編譯組	180元
⑮女性腰痛別忽視	婦幼天地編譯組	150元
⑯舒展身心體操術	李玉瓊編譯	130元
⑰三分鐘臉部體操	趙薇妮著	160元
⑱生動的笑容表情術	趙薇妮著	160元
⑲心曠神怡減肥法	川津祐介著	130元
⑳內衣使妳更美麗	陳玄茹譯	130元
㉑瑜伽美姿美容	黃靜香編著	150元
㉒高雅女性裝扮學	陳珮玲譯	180元
㉓蠶糞肌膚美顏法	坂梨秀子著	160元
㉔認識妳的身體	李玉瓊譯	160元
㉕產後恢復苗條體態	居理安・芙萊喬著	200元
㉖正確護髮美容法	山崎伊久江著	180元
㉗安琪拉美姿養生學	安琪拉蘭斯博瑞著	180元
㉘女體性醫學剖析	增田豐著	220元
㉙懷孕與生產剖析	岡部綾子著	180元
㉚斷奶後的健康育兒	東城百合子著	220元
㉛引出孩子幹勁的責罵藝術	多湖輝著	170元

㉜培養孩子獨立的藝術	多湖輝著	170元
㉝子宮肌瘤與卵巢囊腫	陳秀琳編著	180元
㉞下半身減肥法	納他夏・史達賓著	180元
㉟女性自然美容法	吳雅菁編著	180元
㊱再也不發胖	池園悅太郎著	170元
㊲生男生女控制術	中垣勝裕著	220元
㊳使妳的肌膚更亮麗	楊　皓編著	170元
㊴臉部輪廓變美	芝崎義夫著	180元
㊵斑點、皺紋自己治療	高須克彌著	180元
㊶面皰自己治療	伊藤雄康著	180元
㊷隨心所欲瘦身冥想法	原久子著	180元
㊸胎兒革命	鈴木丈織著	元

・青 春 天 地・電腦編號 17

①A血型與星座	柯素娥編譯	120元
②B血型與星座	柯素娥編譯	120元
③O血型與星座	柯素娥編譯	120元
④AB血型與星座	柯素娥編譯	120元
⑤青春期性教室	呂貴嵐編譯	130元
⑥事半功倍讀書法	王毅希編譯	150元
⑦難解數學破題	宋釗宜編譯	130元
⑧速算解題技巧	宋釗宜編譯	130元
⑨小論文寫作秘訣	林顯茂編譯	120元
⑪中學生野外遊戲	熊谷康編著	120元
⑫恐怖極短篇	柯素娥編譯	130元
⑬恐怖夜話	小毛驢編譯	130元
⑭恐怖幽默短篇	小毛驢編譯	120元
⑮黑色幽默短篇	小毛驢編譯	120元
⑯靈異怪談	小毛驢編譯	130元
⑰錯覺遊戲	小毛驢編譯	130元
⑱整人遊戲	小毛驢編著	150元
⑲有趣的超常識	柯素娥編譯	130元
⑳哦！原來如此	林慶旺編譯	130元
㉑趣味競賽100種	劉名揚編譯	120元
㉒數學謎題入門	宋釗宜編譯	150元
㉓數學謎題解析	宋釗宜編譯	150元
㉔透視男女心理	林慶旺編譯	120元
㉕少女情懷的自白	李桂蘭編譯	120元
㉖由兄弟姊妹看命運	李玉瓊編譯	130元
㉗趣味的科學魔術	林慶旺編譯	150元

㉘趣味的心理實驗室	李燕玲編譯	150元
㉙愛與性心理測驗	小毛驢編譯	130元
㉚刑案推理解謎	小毛驢編譯	130元
㉛偵探常識推理	小毛驢編譯	130元
㉜偵探常識解謎	小毛驢編譯	130元
㉝偵探推理遊戲	小毛驢編譯	130元
㉞趣味的超魔術	廖玉山編著	150元
㉟趣味的珍奇發明	柯素娥編著	150元
㊱登山用具與技巧	陳瑞菊編著	150元

•健 康 天 地• 電腦編號 18

①壓力的預防與治療	柯素娥編譯	130元
②超科學氣的魔力	柯素娥編譯	130元
③尿療法治病的神奇	中尾良一著	130元
④鐵證如山的尿療法奇蹟	廖玉山譯	120元
⑤一日斷食健康法	葉慈容編譯	150元
⑥胃部強健法	陳炳崑譯	120元
⑦癌症早期檢查法	廖松濤譯	160元
⑧老人痴呆症防止法	柯素娥編譯	130元
⑨松葉汁健康飲料	陳麗芬編譯	130元
⑩揉肚臍健康法	永井秋夫著	150元
⑪過勞死、猝死的預防	卓秀貞編譯	130元
⑫高血壓治療與飲食	藤山順豐著	150元
⑬老人看護指南	柯素娥編譯	150元
⑭美容外科淺談	楊啟宏著	150元
⑮美容外科新境界	楊啟宏著	150元
⑯鹽是天然的醫生	西英司郎著	140元
⑰年輕十歲不是夢	梁瑞麟譯	200元
⑱茶料理治百病	桑野和民著	180元
⑲綠茶治病寶典	桑野和民著	150元
⑳杜仲茶養顏減肥法	西田博著	150元
㉑蜂膠驚人療效	瀨長良三郎著	150元
㉒蜂膠治百病	瀨長良三郎著	180元
㉓醫藥與生活	鄭炳全著	180元
㉔鈣長生寶典	落合敏著	180元
㉕大蒜長生寶典	木下繁太郎著	160元
㉖居家自我健康檢查	石川恭三著	160元
㉗永恒的健康人生	李秀鈴譯	200元
㉘大豆卵磷脂長生寶典	劉雪卿譯	150元
㉙芳香療法	梁艾琳譯	160元

㉚醋長生寶典	柯素娥譯	180元
㉛從星座透視健康	席拉・吉蒂斯著	180元
㉜愉悅自在保健學	野本二士夫著	160元
㉝裸睡健康法	丸山淳士等著	160元
㉞糖尿病預防與治療	藤田順豐著	180元
㉟維他命長生寶典	菅原明子著	180元
㊱維他命C新效果	鐘文訓編	150元
㊲手、腳病理按摩	堤芳朗著	160元
㊳AIDS瞭解與預防	彼得塔歇爾著	180元
㊴甲殼質殼聚糖健康法	沈永嘉譯	160元
㊵神經痛預防與治療	木下眞男著	160元
㊶室內身體鍛鍊法	陳炳崑編著	160元
㊷吃出健康藥膳	劉大器編著	180元
㊸自我指壓術	蘇燕謀編著	160元
㊹紅蘿蔔汁斷食療法	李玉瓊編著	150元
㊺洗心術健康秘法	竺翠萍編譯	170元
㊻枇杷葉健康療法	柯素娥編譯	180元
㊼抗衰血癒	楊啟宏著	180元
㊽與癌搏鬥記	逸見政孝著	180元
㊾冬蟲夏草長生寶典	高橋義博著	170元
㊿痔瘡・大腸疾病先端療法	宮島伸宜著	180元
51膠布治癒頑固慢性病	加瀨建造著	180元
52芝麻神奇健康法	小林貞作著	170元
53香煙能防止癡呆?	高田明和著	180元
54穀菜食治癌療法	佐藤成志著	180元
55貼藥健康法	松原英多著	180元
56克服癌症調和道呼吸法	帶津良一著	180元
57B型肝炎預防與治療	野村喜重郎著	180元
58青春永駐養生導引術	早島正雄著	180元
59改變呼吸法創造健康	原久子著	180元
60荷爾蒙平衡養生秘訣	出村博著	180元
61水美肌健康法	井戶勝富著	170元
62認識食物掌握健康	廖梅珠編著	170元
63痛風劇痛消除法	鈴木吉彥著	180元
64酸莖菌驚人療效	上田明彥著	180元
65大豆卵磷脂治現代病	神津健一著	200元
66時辰療法——危險時刻凌晨4時	呂建強等著	180元
67自然治癒力提升法	帶津良一著	180元
68巧妙的氣保健法	藤平墨子著	180元
69治癒C型肝炎	熊田博光著	180元
70肝臟病預防與治療	劉名揚編著	180元

國家圖書館出版品預行編目資料

認識中藥／松下一成、早川明夫著，沈永嘉譯
一初版 一臺北市，大展，民86
186面；　公分，一（健康天地；74）
譯自：効く漢方藥・危ない漢方藥・ムダな漢方藥
ISBN 957-557-729-9（平裝）
1.中國醫藥
414　　86007027

KIKU KANPO-YAKU.ABUNAIKANPO-YAKU.MUDANA KANPO-YAKU
by Kazunari Matsushita and Akio Hayakawa

First published in Japan in 1995 by Yell Shuppansha
Chinese translation rights arranged with Yell Shuppansha
through Japan Foreign-Rights Centre/ Hongzu Enterprise Co., Ltd.

版權代理／宏儒企業有限公司

認識中藥　ISBN 957-557-729-9

原 著 者／松下一成、早川明夫
編 譯 者／沈　永　嘉
發 行 人／蔡　森　明
出 版 者／大展出版社有限公司
社　　址／台北市北投區（石牌）致遠一路二段12巷1號
電　　話／(02) 8236031・8236033
傳　　眞／(02) 8272069
郵政劃撥／0166955－1
登 記 證／局版臺業字第2171號
承 印 者／國順圖書印刷公司
裝　　訂／嶸興裝訂有限公司
排 版 者／千兵企業有限公司
電　　話／(02) 8812643
初版1刷／1997年（民86年）6月

定　　價／180元

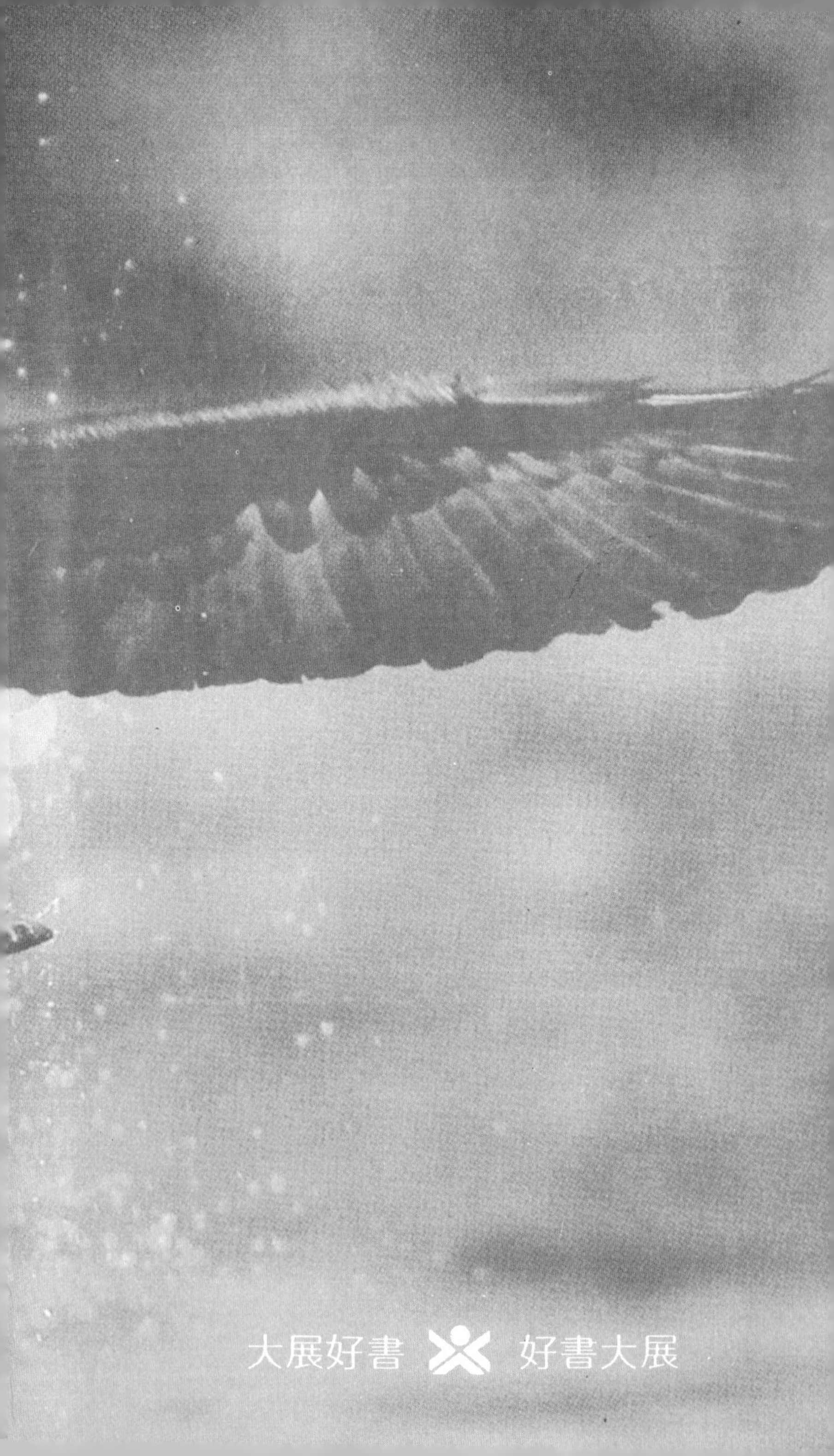
大展好書 好書大展

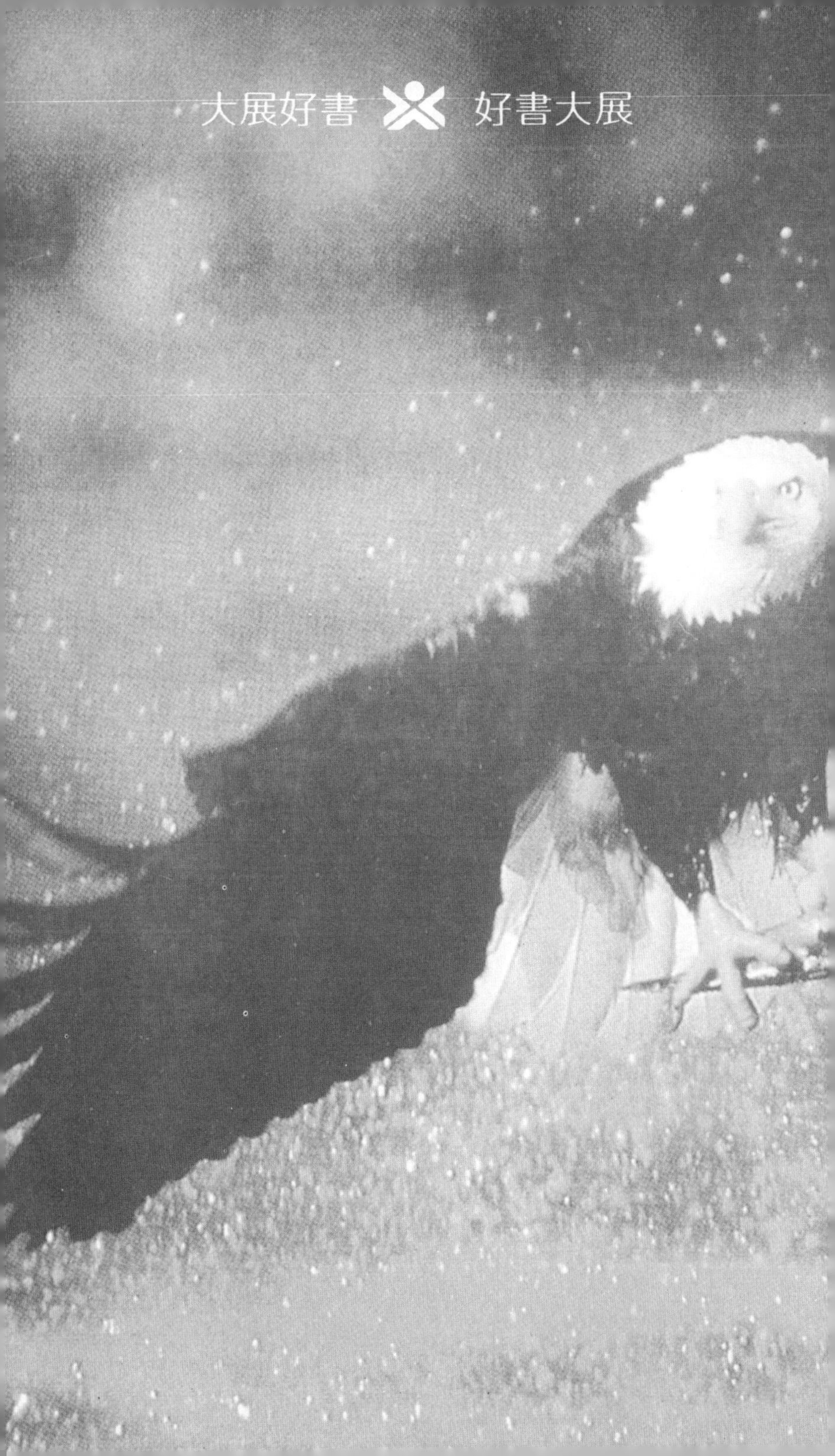
大展好書 好書大展